Tujie Jiating Jijiu

图解家庭急救

主编 郎宇璜　谢　娟

编者（按姓氏笔画排序）

丁旻珺　孔　洋　出晓军

李晋峰　张学敏　陆　刚

席晨辉　施劲东　夏怀华

摄影 张　军

上海科学技术文献出版社

图书在版编目（CIP）数据

图解家庭急救 / 郎宇璜等主编 . —上海：上海科学技术文献出版社，2013.1
ISBN 978-7-5439-5586-8

Ⅰ.①图… Ⅱ.①郎… Ⅲ.①急救—图解 Ⅳ.① R459.7-64

中国版本图书馆 CIP 数据核字（2012）第 249852 号

责任编辑：何　蓉　张　军
封面设计：钱　祯

图 解 家 庭 急 救

主编　郎宇璜　谢　娟

*

上海科学技术文献出版社出版发行
（上海市长乐路 746 号　邮政编码 200040）
全国新华书店经销
常熟市人民印刷厂印刷

*

开本 650×900　1/16　印张 12.75　字数 183 000
2015 年 10 月第 4 次印刷
ISBN 978 - 7 - 5439 - 5586 - 8
定价：20.00 元
http://www.sstlp.com

目　录

急救常识

观察判断病情　　　　　1
注意事项　　　　　　1　5
个人防护　　　　　　　7

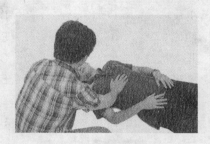

各种紧急情况下的急救措施

火灾　　　　　　　　　9
地震　　　　　　　　　11
交通事故　　　　　　　15
坠落伤　　　　　　　　18
昏厥摔倒　　　　　　　21
汽车落水/水困　　　　24

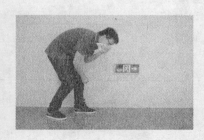

基本操作

止血　　　　　　　　　28
包扎　　　　　　　　　40

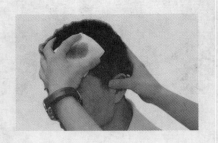

固定   49

搬运   58

开放性伤的现场处理   63

心肺复苏   76

常见急症

窒息   82

头痛   85

抽搐   86

儿童惊厥   88

瘫痪   89

高热   91

休克   93

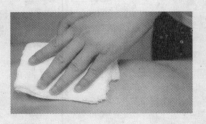

呼吸困难   94

咯血   96

胸痛   98

心悸   101

呕吐   102

腹痛   103

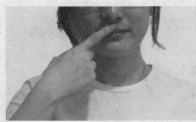

腹泻   105

呕血   106

便血   108

血尿   109

哮喘发作   110

中暑   112

溺水   114

电击伤   115

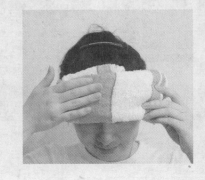

低血糖   117
鼻出血   118
癫痫发作   119
异物入体   122
突发中风   129

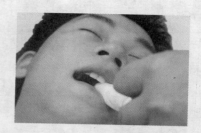

外　伤

软组织损伤   133
骨折   140
关节脱位   143
烧伤和烫伤   144
动物咬伤   149
螫咬伤   154
锐器伤   158

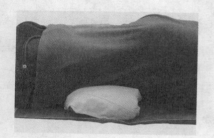

挤压伤   162
头颈部外伤   164
眼外伤   169
脸鼻部外伤   174
脊柱外伤   176
胸部外伤   179
腹部外伤   182

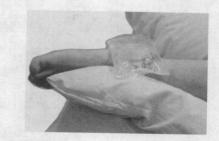

会阴部外伤   184
肩和上肢外伤   185
骨盆和下肢外伤   187

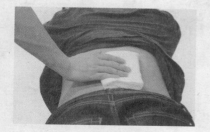

中　毒

煤气中毒	190
急性酒精中毒	191
食物中毒	193
化学中毒	194

急 救 常 识

急救常识对于公众是非常重要的,在出现紧急情况的时候,急救常识能帮助你或他人,让病人能够最快最好地得到比较专业的初期救护,在医务人员到来之前不会延误治疗。

观察判断病情

如遇身边有人倒下或遇到意外伤害等危急情况不要惊慌失措,沉着镇静地观察病人的病情,在短时间内作出伤情判断,本着"先抢救生命、后减少伤残"的急救原则首先对病人的生命体征进行观察判断,包括神志、呼吸、脉搏、心跳、瞳孔变化(在急救现场一般无条件测量血压)。然后再检查局部有无创伤、出血、骨折畸形等变化。其具体检查顺序如下:

(1)神志:神志是否清醒是指病人对外界的刺激是否有反应。如病人对问话、推动等外界刺激毫无反应称为神志不清或消失,预示着病情

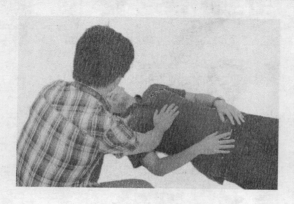

严重。如病人神志清醒应尽量询问感到不适的症状、部位、时间和经过等情况。

（2）呼吸：正常呼吸运动是通过呼吸中枢调节规律的运动。正常人每分钟呼吸 15～20 次。观察病人胸廓的起伏，可了解有无呼吸运动。病情危重时出现鼻翼扇动，口唇发绀，张口呼吸等呼吸困难的表现，并有呼吸频率、深度、节律的异常，甚至时有时无。此时可用一薄纸片或棉花丝放在鼻孔前，观察其是否随呼吸来回摆动，判断呼吸是否停止。对于神志不清或昏迷病人可因舌根后坠阻塞气道而造成呼吸困难或停止等现象，此时要首先打开气道（仰头抬颏法，详见心肺复苏章节），然后再判断呼吸情况。

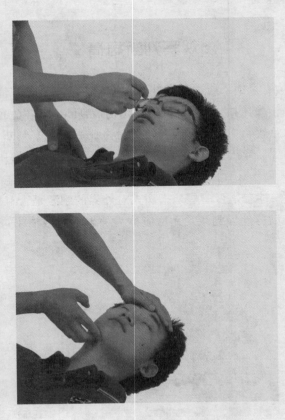

（3）脉搏：动脉血管随着心脏节律性的收缩和舒张引起血管壁相应地出现扩张和回缩的搏动。手腕部的桡动脉，颈部的颈动脉，大腿根部的股动脉是最容易触摸到脉搏搏动的地方。正常成年人心率为60～100次/分，大多数为60～80次/分，女性稍快。一般以手指触摸脉搏即可知道心跳次数。对于危重病人无法摸清脉搏时，可将耳紧贴病人左胸壁听心跳。如分别能触摸到桡动脉、股动脉、颈动脉搏动提示病人收缩压至少分别有80、70、60毫米汞柱。

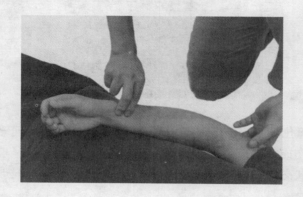

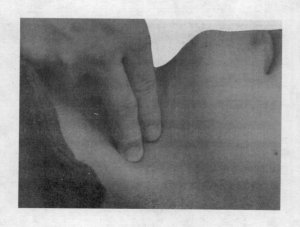

（4）心跳：是指心脏节律性的收缩和舒张引起的跳动。心脏跳动是生命存在的主要征象。将耳紧贴病人左胸壁可听到心跳。当有危及生命的情况发生时,心跳将发生显著变化,无法听清甚至停止。此时应立即对病人进行心肺复苏抢救。

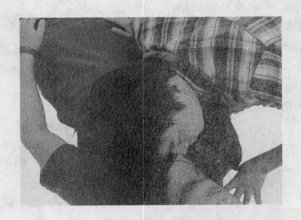

(5) 瞳孔:正常人两眼的瞳孔等大等圆,在光照下迅速缩小。对于有颅脑损伤或脑血管意外、病情危重的病人,两侧瞳孔可呈现一大一小或散大的状态,并对光线刺激无反应或反应迟钝。同时,眼球可向一侧凝视。

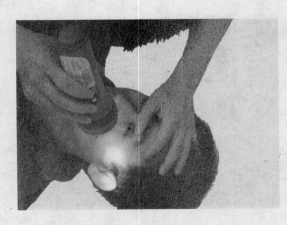

经过上述检查后,基本可判断病人是否有生命危险,如有危险则立即进行心、肺、脑的复苏抢救。

注意事项

一旦家中发生危重病人，现场人员（或家庭人员）的及时救护，对病人的安全与预后至关重要。家庭急救须注意以下 7 项：

（1）救护人员自身要镇静。切忌慌张，慌张易出差错。例如遇人触电，首先应切断电源，用木棍等绝缘物拨开电线，再行抢救。

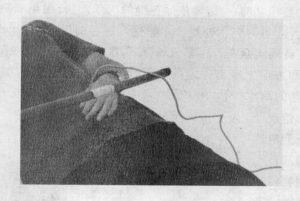

（2）首先观察病人的生命活动体征。如神志、呼吸、脉搏以及瞳孔反应。一旦心跳、呼吸停止，则应立刻做胸外心脏按压和人工呼吸（如口对口），不要忙于包扎伤口和止血。

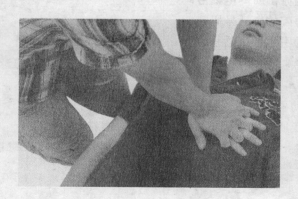

（3）不要随意推摇病人。如遇骨折、脑出血，随意搬动会加重病情。

（4）不要舍近求远。病人呼吸心跳停止时，应在就近医疗单位进行初级急救，之后再送大医院，避免病人在途中死亡。

（5）切忌乱用止痛药。有些家庭备有药箱，若急性腹痛服用过量止痛药会掩盖病情，妨碍诊断。

（6）严禁滥进饮料。胃肠外伤病人不可以喝水进食，烧伤病人不宜喝白开水，急性胰腺炎病人应禁食，昏迷病人强灌饮料会误入气道引起窒息。

（7）尽快寻求帮助。当突发性疾病和意外伤害发生时，原则上在接受专业医生治疗之前，一定要依照正确的医学理论，采用准确的医疗方法，给予伤者适当的应急处置。才能达到赢得时间，挽救生命，减少伤残的目的。普通大众在各种紧急场合下，虽有一定的急救知识，但是在理论、器械和方法上都有一定的局限性。所以，尽快地与医生取得联系，接受正确的治疗指导，在家庭急救中极为重要。

在紧急情况下，为了得到及时救助，请务必记住下列电话号码：

火警：119；

公安报警：110；

医疗急救：120；

交通事故报警：122；

亲属、朋友、邻居电话号码；

辖区内派出所的电话号码；

附近医院的电话号码；

熟悉的医生的电话号码。

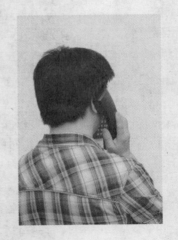

拨打120急救电话要精练、准确，主要讲清以下几点：

● 求助者电话号码与姓名，伤员姓名、性别、年龄和联系电话；

● 病人所在的准确位置，最好选择有醒目标志处；

● 病人目前最危急的情况；疾病或损伤是怎样发生的，何时发生的。

- 突发事件时,说明伤害的性质、严重程度、大概受伤人数;
- 现场采取的急救措施及咨询下一步所要采取的措施。

注意:不要先挂断电话,要等 120 先挂断电话。要简明扼要,准确客观地描述一切,不要过多加入自己的主观预想或意见。

如果意外的伤害发生在旷野、夜晚、倒塌的房屋内等不易被人发现的地方,受伤后立即争取得到其他人的帮助是自救的重要措施之一。大声呼叫是最简单易行的办法。如果伤者被困在地震后倒塌的建筑物,塌方后的矿井、隧道中,无法与外界取得联系,可用砖头、石块按照国际通用呼救信号"SOS"的规律(三短三长三短),有节奏地敲击自来水管、暖气管、钢轨发出声响吸引外部救护者的注意。但是这种敲击不宜过重,这样既可节省体力也可防止因敲击震动过大引起更大的塌方。在野外发生交通事故时,或受伤者被困在翻入沟内的汽车中时,可按照国际通用的呼救信号"SOS"的规律鸣笛,闪动车灯吸引经过车辆的救援。如果独自一人在野外受伤,白天可用晃动的衣物,或用手表表盘对阳光的反射呼叫救援。夜晚可用手电筒、打火机、手机的光亮和声响吸引救援。

个人防护

在进行现场救护时,造成意外的原因可能会对参与救护的人员产生危险,所以,在任何急救情况下应首先确保现场安全。现场急救中,应避免在危险的环境中施救,如在容易倒塌的建筑物下;火灾、气体中毒现场要首先脱离危险环境。对触电者现场救护,必须切断电源。在交通事故现场,必须观察现场可能存在的危险(过往车辆、危险品、电线等),并采取相应预防措施。在有危险品暴露的情况下,救护人员要处于事故现场的上坡或上风处,并在到达医院前充分清除病人的污染。在暴力犯罪现场,救护人员要在警察或其他解救人员进入之后再进入现场,然后才能采取救护措施以保障安全。

在抢救中,要明确主要目的是抢救生命,不要试图兼顾太多工作,以免伤病员及自身陷入险境。要清楚了解自己能力的极限,在不能消除存在的危险的情况下,应尽量确保伤病员与自身的距离,安全救护。

正确使用个人防护用品,阻止病原体进入身体。抢救时应戴上医用手套、眼罩、口罩、帽子、工作服、隔离衣物等个人防护品。在可能的情况下用呼吸面罩、垫纱布等实施人工呼吸。火灾、气体中毒现场救援要配备防毒面具。

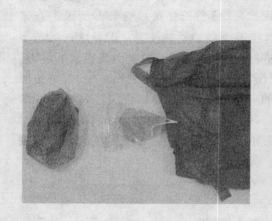 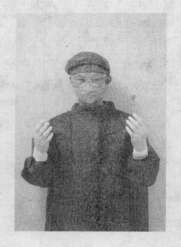

(郎宇璜)

各种紧急情况下的急救措施

火 灾

火灾造成死亡的直接原因归纳起来有 3 条：

（1）烟雾中毒窒息死亡。这是火灾致死的首要原因。因为大火烟中含有大量一氧化碳，吸入后立即与血红蛋白结合成为碳氧血红蛋白。当人体血液中含有 10% 的碳氧血红蛋白时，就会发生中毒，达 50% 时就会窒息死亡。

（2）被火烧死。

（3）跳楼摔死。多数发生在高楼失火，又缺乏自救知识，被火逼得走投无路而跳楼摔死。

火灾避险原则

1. 报警

不论何时何地，一旦发现火情，立即向"119"报警。报警内容：起火单位、地址、燃烧部位、燃烧物质、起火原因、火势大小、进入火场路线，以及联系人姓名、电话等，并派人到路口接应消防车进入火场。

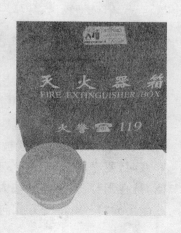

2. 扑灭

火灾初期阶段火势较弱，范围较小，要沉着冷静，根据火势实情选择最佳的自救方案，千万不要慌乱。及时采取有效措施，力争将火势扑灭于初起阶段。通常可使用灭火器、自来水或盆缸的存水浇火,使燃烧物迅速冷却,达到熄灭的效果。也可使用隔绝空气、扑打等方法扑灭较小的火势。同时要防烟堵火,当火势尚未蔓延到房间内时,紧闭门窗、堵塞孔隙,防止烟火窜入。同时用折成8层的湿毛巾捂住口、鼻,一时找不到湿毛巾可以用其他棉织物替代,其除烟率达 $60\%\sim100\%$,可滤去 $10\%\sim40\%$ 一氧化碳。

3. 撤离

若被大火围困,应想方设法在 15 分钟以内尽早撤离。

（1）保持冷静,不要盲目出逃。先分辨火源方位及有毒烟雾流动方向,避开烟雾浓度高的区域,向火源的上风方向转移。

（2）与烟雾隔离。应立即关闭与有毒烟雾区域相连的门窗,用软布将缝隙填实,使室内保持有足够的氧气。

（3）打开和外界非烟雾区相通的通道,使室内保持有足够的氧气。

（4）用一定厚度的湿毛巾捂住口鼻,在静止时或穿过浓烟时要尽量使身体贴近地面,开门窗前用手探查门窗温度以防烫伤。

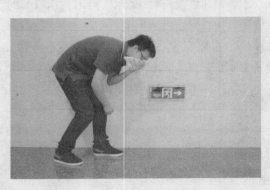

（5）出逃时不可乘电梯,高层建筑的供电系统在火灾时随时会断电,乘普通的电梯就会被关在里面,直接威胁到人的生命安全,要向安全出口方向逃出。身上着火,千万不要奔跑,可就地打滚或用厚重的衣物压灭火苗。

（6）若所有逃生路线被大火封锁,无法自行撤离且无法与外界电话联系时,要立即返回室内,不要藏到顶楼或者壁橱等地方。要尽量暴露,待在阳台、窗口等易被人发现的地方,用打手电筒、挥舞衣物、呼叫或敲击面盆、锅、碗等方式向窗外发出求救信号等待救援。用绳子或把床单,被套撕成条状连成绳索,紧拴在窗框、暖气管、铁栏杆等固定物上,用毛巾、布条等保护手心,顺绳滑下或下到未着火的楼层脱离险境。消防人员进入室内时,都是沿墙壁摸索行进的,所以当吸入烟气窒息失去自救能力时,应努力滚向墙边或者门口。

火灾的程度,大小不同,逃生的方法也不一样。一般讲,火势大、逃生路线浓烟较重时,可低姿势或匍匐爬行逃离火灾现场,因为浓烟通常在离地面 30 厘米处四散。另外,最重要的一点是要保护好呼吸道,可利用衣物、湿毛巾等捂住口鼻,以免灼伤呼吸道或被浓烟呛咳引起窒息。在逃离时,即使忘记贵重物品也绝不可再入火灾现场,以免引起伤亡。

火灾现场救护

(1)迅速转移伤病员:应立即脱离烟雾环境,将病人置于安静、通风、凉爽处,解开衣领、腰带,适当保温。对于高浓度的硫化氢或一氧化碳污染区和严重的缺氧环境,必须立即通风。救护人员需戴供氧式防毒面具,对其他毒物也应采取有效防护措施,同时使病人脱离中毒现场至有新鲜空气处,条件许可予吸氧、转送。

(2)立即抢救生命:保持呼吸道通畅,对呼吸心跳停止者实施心肺复苏,如病人面部、颈部、胸部周围有烧伤、鼻毛烧焦、口鼻周围有烟尘痕迹或主诉有咽喉部疼痛,则表明病人有呼吸道吸入性损伤,要防止随时发生的呼吸道梗阻、窒息。

(3)保护创面:迅速脱去或顺衣缝剪开伤病员的衣服,摘除饰物,暴露创面。创面要用清洁的被单或衣服简单包扎,尽量不要弄破水泡,保护表皮,防止创面污染,尽快送往医院。

地　　震

地震预防

(1)制定家庭防震计划:在地震危险区、多震区、已发布地震预报地区的居民须制定家庭防震计划。根据政府或有关部门的防震要求,准备食品和饮料。

（2）合理放置家具、物品:把墙上的悬挂物取下来或固定住,防止掉下来伤人。把牢固的家具下腾空,以备震时藏身,加固睡床。把易燃易爆和有毒物品放在安全的地方。清理阳台护墙,把花盆杂物拿下来。

（3）防震演练:准备好必要的防震物品,准备一个家庭防震包,放在便于取到处。进行家庭防震演练,练习"一分钟紧急避险"。进行紧急撤离与疏散练习。

各种场所的避震

1. 避震要点

震时是跑还是躲,我国多数专家认为:震时就近躲避,震后迅速撤离到安全地方,是应急避震较好的办法。

（1）躲避原则:地震预警时间短暂,室内避震更具有现实性,而室内房屋倒塌后形成的三角空间,往往是人们得以幸存的相对安全地点,可称其为避震空间,这主要是指大块倒塌体与支撑物构成的空间。避震应就近选择室内结实、能掩护身体的物体下（旁）,易于形成三角空间的地方;开间小、有支撑的地方;室外开阔、安全的地方。逃离危险场所;避开易发生次生灾害处;切断危险源;避免人为事故。

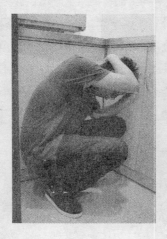 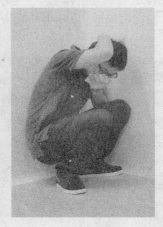

（2）身体应采取的姿势：蹲下或坐下，尽量蜷曲身体，降低身体重心。抓住桌腿等牢固的物体。保护头、颈、眼睛，掩住口鼻。

（3）避开人流，不要乱挤乱拥，不要随便点明火，因为空气中可能有易燃易爆气体。

（4）不要站在窗外，不要到阳台上去，千万不要跳楼！

2. 学校如何避震

正在上课时，要在教师指挥下迅速抱头、闭眼、躲在各自的课桌下。在二次震波间隙，快速有序撤离，避免拥挤、跳窗、跳楼。

在操场或室外时，可原地不动蹲下，双手保护头部，注意避开高大建筑物或危险物。不要回到教室去。

3. 公众场所如何避震

（1）听从现场工作人员的指挥，不要慌乱，不要拥向出口，要避免拥挤，要避开人流，避免被挤到墙壁或栅栏处。

（2）在影剧院、体育馆等处就地蹲下或趴在排椅下，注意避开吊灯、电扇等悬挂物；用书包等保护头部。等地震过去后，听从工作人员指挥，有组织地撤离。

（3）在商场、书店、展览馆、地铁等处可选择结实的柜台、商品（如低矮家具等）或柱子边，以及内墙角等处就地蹲下，用手或其他东西护头；避开玻璃门窗、玻璃橱窗或柜台；避开高大不稳或摆放重物、易碎品的货架；避开广告牌、吊灯等高耸或悬挂物。

（4）在行驶的汽车内，要抓牢扶手，以免摔倒或碰伤；降低重心，躲在座位附近。地震过去后再下车。

4. 户外如何避震

就地选择开阔地避震，蹲下或趴下，以免摔倒，不要乱跑，避开人多的地方，不要随便返回室内。避开高大建筑物或构筑物、楼房，特别是有玻璃幕墙的建筑、过街桥、立交桥、高烟囱、水塔下。避开危险物、高耸或悬挂物、变压器、电线杆、路灯、广告牌、吊车等。

5. 地震时遇特殊情况怎么办

（1）燃气泄漏时：用湿毛巾捂住口鼻，千万不要使用明火，震后设法转移。

（2）遇到火灾时：趴在地上，用湿毛巾捂住口鼻。地震停止后向安全地方转移，要匍匐、逆风而进。

（3）毒气泄露时：遇到化工厂着火，毒气泄漏，不要朝顺风方向跑，要绕到上风方向去，并尽量用湿毛巾捂住口鼻。

自救互救

1. 身体被埋压怎么办

震后，余震还会不断发生，环境还可能进一步恶化，要尽量改善自己所处的环境，稳定下来，设法脱险。

（1）设法避开身体上方不结实的倒塌物、悬挂物或其他危险物。

（2）搬开身边可搬动的碎砖瓦等杂物，扩大活动空间。注意，搬不动时千万不要勉强，防止周围杂物进一步倒塌；设法用砖石、木棍等支撑残垣断壁，以防余震时再被埋压。

（3）不要随便动用室内设施，包括电源、水源等，也不要使用明火。闻到煤气及有毒异味或灰尘太大时，设法用湿衣物捂住口鼻。

（4）不要乱叫，保持体力，用敲击声求救。保护和节约使用饮用水、食物。

2. 救人原则

先救近，后救远；先救易，后救难；先救青壮年和医务人员，以增加帮手。

现场救护

（1）挖掘被埋压人员时应保护支撑物，以防进一步倒塌伤人，对埋在瓦砾中的幸存者，先建立通风孔道，以防窒息。

（2）使伤者先暴露头部，清除其口鼻内异物，保持呼吸畅通，如有窒息，立即进行人工呼吸。挖出后应立即检查伤病员，判断意识、呼吸、循环体征。

（3）从缝隙中缓慢将伤病员救出时，应保持脊柱呈中立位，避免屈曲，以免伤及脊髓。

（4）救出伤病员后，及时检查伤情，遇神志不清、大出血等危重急症优先救护。外伤、出血给予包扎、止血，骨折予以固定，脊柱骨折要正确搬运。

（5）因恐惧，原有心脏病、高血压可加重、复发，引发猝死，对此类伤病员要特别关注。

（6）当发现一时无法救出的存活者，应立下标记，以待救援。

（7）人体四肢肌肉因长时间受压，可导致肌肉组织缺血坏死、肢体肿胀及急性肾衰竭，伤病员被救出后，表现少尿或无尿。对此类伤病员的伤肢可稍加固定限制活动，严禁加压包扎和使用止血带。

（8）危重伤病员的现场救护

● 呼吸心跳停止者，在现场立即进行心肺复苏。

● 休克伤病员取平卧位，对伴有颅脑、胸腹部外伤者，要迅速护送转至医疗单位。

● 对严重的开放性污染的创伤面，要除去泥土秽物，用无菌敷料或其他干净物覆盖包扎。

防止次生灾害

注意饮食和个人卫生，搭建和居住防震棚要注意防火。积极投入恢复重建工作，按规定服用预防药物，增强身体抵抗力，防疫防病。

交通事故

交通事故是全球意外伤害中最常见的，车祸所造成伤害的严重程度多由自我保护意识强弱所决定。例如，开车前是否按规定系好安全带；当意识到或看到车祸即将发生的瞬间，是否设法将身体牢牢地固定在座椅上，如双手紧抓住方向盘或扶手、用手足使劲顶紧前排座椅、全身绷紧等措施，就可有效地预防和减少伤害发生。

主要表现

车祸造成的伤害大体可分为减速伤、撞击伤、碾挫伤、压榨伤及跌伤等,其中以减速伤、撞击伤为多。减速伤是由于车辆突然而强大的减速所致伤害,如颅脑损伤、颈椎损伤,主动脉破裂、心脏及心包损伤,以及"方向盘胸"等。碾挫伤及压榨伤多由车辆碾压挫伤,或被变形车厢、车身和驾驶室挤压。大多数车祸发生时车辆均处于高速行驶之中,所以车祸对人体的伤害多为撞击伤,以及车辆翻倒时发生的挤压伤。高速的冲撞、挤压常可导致头部损伤、胸部损伤、四肢骨折甚至脊柱骨折。

紧急处理

交通事故现场紧急处理程序:拨打紧急电话 120、110、122 呼救→排除险情→紧急救护→保护现场→转运伤病员。

1. 排除险情

要立即扑灭烈火或排除发生火灾的一切诱因,如熄灭发动机、关闭电源、搬开易燃物品、拉紧手掣或用石头固定车轮,防止汽车滑动。同时派人向急救中心呼救。指派人员负责保护肇事现场,维持秩序。开展自救互救,做好检伤分类,以便及时救护。

2. 紧急救护

呼救同时,现场人员首先查看伤员的病情,实行先救命、后治伤的原则,对呼吸、心跳停止者立即进行心肺复苏。将伤员从车内救出的过程应根据伤情区别进行,脊柱损伤病人不能拖、拽、抱,应使用颈托固定颈部或脊柱固定板,避免脊髓受损或损伤加重导致截瘫。根据分类,分轻重缓急进行救护,对垂危病人及心跳停止者,立即进行心脏按压和口对口人工呼吸。对意识丧失者宜用手帕、手指清除伤员口鼻中泥土、呕吐物、假牙等,随后让伤员侧卧或俯卧。对出血者立即止血包扎。如发现开放性气胸,进行严密封闭包扎,将开放性气胸变为闭合性气胸。伴呼吸困难张力性气胸,条件许可时,可在第 2 肋骨与锁骨中线交叉点行穿刺排气或放置引流管。对骨折处进行固定。对呼吸困难、缺氧并有胸廓损伤、胸壁浮动(呼吸反常运动)者,应立即用衣物、棉垫等充填,并适当加压包扎,以限制浮动。

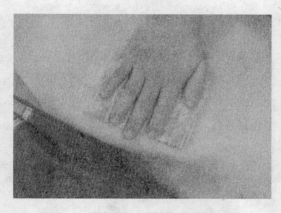

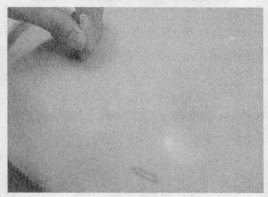

3. 保护现场

交通事故发生后应保护现场，以便给事故责任认定提供可靠证据，并采用最快的方式向交通执法部门报告。恶性交通事故时，当大量外援到达后要在抢险指挥部统一领导下，有计划、有组织地抢救。

4. 正确搬运

不论在何种情况下，抢救人员特别要预防颈椎错位、脊髓损伤，须注意：

（1）凡重伤员从车内搬动、移出前，首先应在颈部放置颈托，或行颈部固定，以防颈椎错位，损伤脊髓，发生高位截瘫。一时无颈托，可用硬纸板、硬橡皮、厚的毛巾、杂志，仿照颈托，剪成前后两片，用布条包扎固定。

（2）对昏倒在坐椅上伤员，安放颈托后，可以将其颈部及躯干一并固定在靠背上,然后拆卸座椅,与伤员一起搬出。

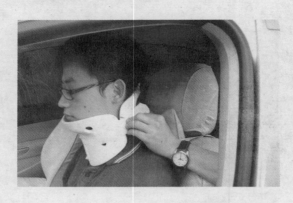

(3) 对抛离座位的危重、昏迷伤员,应原地上颈托,包扎伤口,再由数人按脊柱损伤的原则搬运伤员。动作要轻柔,腰臀部托住,搬运者用力要整齐一致,平放在木板或担架上。现场急救后伤员根据轻重缓急由急救车运送。尽量不要现场拦车运送危重病人,否则由于其他车辆缺乏特殊抢救设备,伤员多半采用不正确半坐位、半卧位、歪侧卧位等而加重伤势,甚至死于途中。

预防措施

(1) 严格遵守交通规则,杜绝酒后驾车。

(2) 遇不良天气或路况要谨慎驾驶。

(3) 一旦车祸发生,无论是司机还是乘客只要意识还清醒就要先关闭发动机,对于撞车后起火燃烧的车辆要迅速撤离,以防油箱爆炸伤人。如果只有一人驾驶车辆,汽车翻倒后无力从车中爬出的,可鸣笛或闪动大灯向路过车辆发出求救信号。

坠 落 伤

坠落伤见于儿童玩耍不慎从阳台等处掉下,或者施工时不慎从高处摔下,或者自杀者从高楼跳下。无论哪一种情况,都会造成不同程度损伤,甚至死亡。依据楼层高度、着地部位、地面状况等因素,坠楼可造成颅脑外伤、胸外伤、腹外伤、四肢及脊柱骨折等损伤,最常见的是多个部位同时受伤所造成的多发伤。

主要表现

（1）颅脑损伤是因为头部着地,形成颅骨骨折、脑挫裂伤。如果病人坠楼后即刻昏迷不醒,为原发性脑损伤;如果病人有中间清醒期,即先是昏迷,后意识转清,又陷入昏迷,为颅内血肿引起。对于这类病人要严密观察血压、脉搏、呼吸变化,严密观察瞳孔变化,如出现瞳孔一大一小、意识障碍、偏瘫,说明有脑疝发生。

（2）颈部损伤表现为颈部疼痛、上肢麻木疼痛感、全身感觉消失、瘫痪。

（3）胸部外伤主要是肋骨骨折。单纯肋骨骨折时吸气时胸痛,不敢咳嗽。多发性肋骨骨折,即所谓楼枷胸,则呼吸困难、烦躁不安、口唇青紫。

（4）腹部伤多发生肝、脾破裂和肾挫裂伤。病人有内脏出血表现：面色苍白、脉搏细弱且快、口渴、腹痛、恶心呕吐、血压下降。肾挫裂伤时出现血尿。

（5）坠楼时臀部着地往往发生脊柱压缩性骨折。下肢瘫痪,有时合并骨盆骨折、尿道断裂。严重的骨盆骨折常常伴有失血性休克,病人有内出血表现:面色苍白、脉搏细弱且快、口渴、血压下降。四肢骨折是坠楼常见损伤。

紧急处理

对坠楼病人现场处置十分重要,否则会延误伤情,而不正确的处置又容易使病人"雪上加霜"。

（1）坠楼病人往往是多发性损伤,救护时不能顾此失彼,要及时呼救,拨打急救电话120。

（2）首先判断病人意识是否清楚,如果病人昏迷就要在保护颈椎的前提下保证呼吸道通畅（仰头抬颏法,详见心肺复苏章节）。

（3）如有胸部肋骨骨折先予包扎固定。

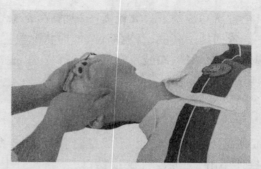

（4）四肢骨折可就地取材、就地固定，如用木板等固定，木板长度应超过上下两个关节。

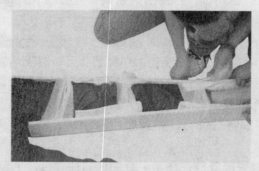

（5）骨盆骨折可用宽布带等包扎固定。

（6）脊柱损伤病人可就地平卧，等待救护人员到达。

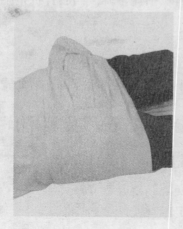

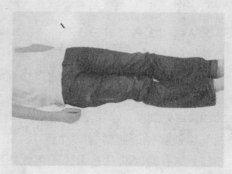

(1) 对脊柱损伤者要特别注意颈椎骨折的处理。搬动伤员时应有一人抱头牵引固定颈部抬上木板担架，用衣服、毛巾、沙袋等固定头颈两侧，以防摆动头部。

(2) 用担架运送伤员时使伤员脚在前头在后，这样便于抬担架的人观察病人神志及病情变化。

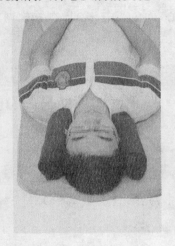
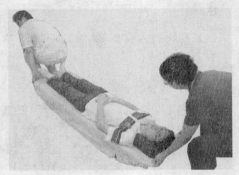

昏厥摔倒

昏厥摔倒常见的原因有：脑血管意外（中风）；心、脑血管疾病以及颈椎病；体位性昏厥最常见，由于体位突然改变，身体血管紧张度来不及调整，造成体位性低血压，大脑一过性严重缺氧缺血，导致短暂性意识丧失。其他还有血管反射性昏厥、排尿性昏厥；心绞痛急性发作、癫痫、低血糖等原因引起的昏厥摔倒等。

主要表现

(1) 脑血管意外者常发生意识障碍、昏迷、偏瘫等。

（2）心、脑血管疾病以及颈椎病等多表现为眩晕，有自身或周围物体的旋转感。

（3）体位性昏厥表现为头晕、恶心，很快眼前发黑，全身无力摔倒，病人有短暂性意识丧失，面色苍白、脉搏细速、四肢发凉，短时间内可恢复。

（4）心绞痛急性发作、癫痫等原因引起的突然摔倒多有心前区疼痛及癫痫发作史。

（5）低血糖导致晕厥表现为头晕、恶心、面色苍白、冷汗、视物模糊，甚至休克。

紧急处理

（1）发现病人有头晕，站立不稳等情况，应该马上扶病人躺下或让其坐下，身体前倾，头靠在双膝之间。

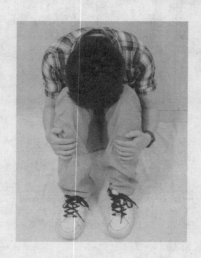

（2）发现病人已经倒地，神志不清，应将其头部侧向一边，以防呕吐物返回流入呼吸道引起窒息。立即打急救电话120。

（3）病人一旦昏厥倒地，应取头低脚高位，有利于保障脑部血液供应。同时，将病人置于空气流通处，解开衣领、裤带，注意保暖。

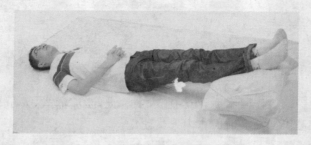

（4）如是心绞痛病人，应让其服下急救药，送医院。

（5）如是低血糖导致昏厥，予糖水饮服。

注意事项

（1）对于意识丧失的病人首先要保证呼吸道通畅，应将其头部侧向一边，或者采用仰头抬颏法打开气道（见心肺复苏部分）。

（2）蹲位或平卧位起身时，不要过快，使身体有一个适应过程，如有不适，可马上蹲下或躺下，防止昏厥摔倒发生。

（3）不慎摔跤骨折及癫痫等原因引起的突然摔倒，旁人不可急于搀扶，否则很可能"帮倒忙"。

（4）对脑卒中（中风）或蛛网膜下隙出血者，如立即扶起，只会加重症状；脑供血不足引起的晕厥，病人本应平卧，如将其扶起，反而加重脑部缺血状况；如发生骨折或脱臼，搀扶会加剧损伤，尤其是脊柱骨折病人若损及脊髓神经，可引起截瘫。在确认无脊柱损伤时才可搬动病人，要一个托头、胸部，一个托腰、臀部，一个托腿、脚，动作宜缓慢平稳。动作粗暴只会加重病情。

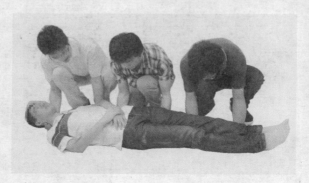

汽车落水/水困

暴雨中或汽车落水后,车辆在水中熄火,激流涌入,人员被困车内,如不及时逃离往往会造成车内人员死亡。

紧急处理

(1)车辆落水后,车辆外部承受的压力很大,因此车门很难被推开。由于许多车辆为电动锁,遇水可能失灵,也给开启车窗带来影响。在多次实验中,如果遇到大量水包围车辆,大量水涌进车辆时,最佳逃生时间只有 30～40 秒,驾驶员要快速移动到车辆后排,用工具砸破车窗尽快逃生。

(2)暴雨中,车辆在水中熄火,如车外水位快速上涨,第一件事情就是解开安全带,如果安全带不能解开,可用小刀或锋利的物品割断。打开中控锁,第一时间打开车门,因为采用侧门逃生是最安全快捷的方式。注意:车辆熄火后,千万不能二次打火。

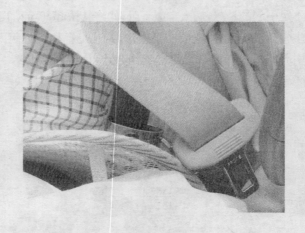

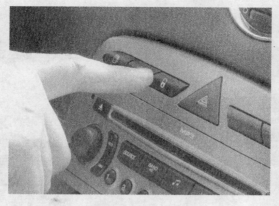

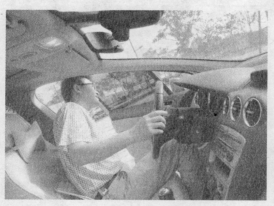

（3）如果电路失灵，车窗、车门打不开，就需用安全锤等尖锐器械砸窗。如果找不到尖锐器械，可以把座位头枕拔下来，用两个尖锐的插头敲打侧面玻璃。汽车如果有天窗，也可以敲碎天窗逃生。前挡风玻璃都是夹胶玻璃，不易敲碎，碎了也很难让它脱落；侧窗是钢化玻璃，易敲碎成小块。如何砸侧窗呢？侧窗的钢化玻璃强度非常高，如果砸中间，即使用手锤使很大的劲，也不一定能砸破，但是边缘由于应力集中，比较薄弱。因此，要用力砸侧窗玻璃的 4 个角，这样玻璃更容易被砸碎。也可将座椅上面的头枕抽出，将头枕下面的插杆，顺着门框的边缘插进去，然后用力去别车门里面的玻璃边缘，一别就碎，不需用很大的力量。如果汽车有天窗的话，也可以选择砸碎或推开天窗逃生，特别是在车辆未沉没的时候，从天窗逃生是最好的路径。

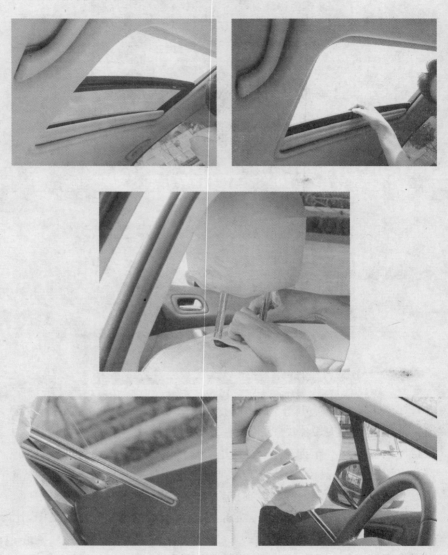

（4）车辆在遭遇大水后，水并非一下子涌进车里，而是将车浮上来，水再进入车内。由于车辆发动机的重量较大，会出现车辆前部先下沉

的情况。驾驶员应该立即向后座移动,并用安全锤或头枕插杆等坚硬的物件砸破车玻璃。如果破窗无望,应果断通过后备箱,打开后车盖逃生。

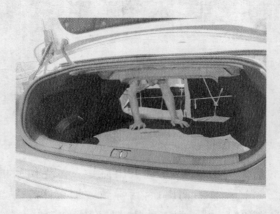

(5) 打碎车窗或打开后车盖的同时,水会涌入车内,对此要有所预见。深吸一口气,并且用力从车窗或后车盖游出去。如果不会游泳,在车内找一些能漂浮的物件抓住。

预防

(1) 谨慎驾驶,尤其在暴雨天及在河流、湖泊边驾驶时要集中注意力。

(2) 保证车内有紧急逃生的工具,如救生锤、小刀等,不会游泳的人可在车内备救生圈或其他能漂浮的物件。

(3) 平时熟悉车辆构造,掌握如何从车内打开后备箱车盖。

(郎宇璜 孔 洋)

基 本 操 作

止　血

出血是创伤的突出表现,急性大出血是人体受伤后早期致死的主要原因。中等口径血管损伤出血,可导致或加重休克。当大动脉出血时,如颈动脉、锁骨下动脉、腹主动脉、股动脉等出血,可于2～5分钟内致人死亡。因此,止血是现场救护的基本任务。

出血类型

根据出血部位不同,分为皮下出血、内出血、外出血。

(1)皮下出血:多因跌、撞、挤、挫伤,造成皮下软组织内出血,形成血肿、瘀斑,可短期自愈,但如皮下血肿较大或头部外伤后形成帽状腱膜下血肿,出血量较大,甚至可造成休克。

(2)内出血:深部组织和内脏损伤,血液流入组织内或体腔内,形成脏器血肿或积血,从外表看不见,只能根据伤病员的全身或局部症状来判断,如颅内出血病人可有意识障碍、昏迷、偏瘫等表现。胸腔内出血病人可有呼吸困难、面色苍白、脉搏细弱等表现。胃肠道、肝、脾等重要脏器出血病人可有面色苍白、呕血、腹部疼痛、便血、脉搏细弱等表现。内出血对伤病员的健康和生命威胁很大,必须密切观察,速送医院,及时救治。

(3)外出血:人体受到外伤后血管破裂,血液从伤口流出体外。依血管损伤的程度通常将出血分成三类:①小血管损伤出血。出血速度慢,出血量小,伤口多是位于体表或肢端的表浅伤口,损伤的小血管会很快回缩,并通过自身凝血机制形成血栓而自行凝血。这类出血只需包扎伤口即可达到止血目的。②中等血管损伤出血。呈活动性出血,出血较多,可出现休克,伤口多是较深、较大的伤口,肌肉断裂、碾挫,长骨干骨折,肢体离断等损伤中等动脉,采用指压、加压包扎止血法可达到止血目的,必要时可上止血带。③大血管断裂出血。出血呈喷射状,多为颈动脉、股动脉、锁骨下动脉、腋动脉断裂出血,肝脾破裂、骨盆骨折出血量均大,短期内出现休克,甚至死亡。大血管损伤时迅速有效止血是救护伤病员生命的关键措施。现场急救的同时要紧急拨打 120 并特别说明伤情。

止血方法

1. 指压止血法

指抢救者用手指压迫动脉经过的骨骼表面部位,使血管闭塞,血流中断而达到止血目的。这是一种快速、有效的首选止血方法。止住血后,应根据具体情况换用其他有效的止血方法,如填塞止血法、止血带止血法等。这种方法仅是一种临时的应急措施,因四肢动脉有侧支循环,所以效果有限,且难以持久,不宜长时间采用。下面是根据不同的出血部位采用的不同的指压止血法。

(1)颞动脉止血法:一手固定伤员头部,用另一手拇指垂直压迫耳屏上方凹陷处,可感觉动脉搏动,其余四指同时托住下颌;本法用于头部发际范围内及前额、颞部的出血。

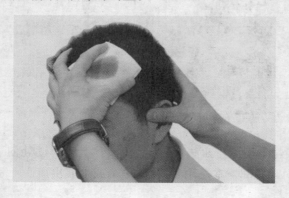

（2）颌外动脉止血法：一手固定伤员头部，用另一手拇指在下颌角前上方约 1.5 厘米处，向下颌骨方向垂直压迫，其余四指托住下颌；本法用于颌部及颜面部的出血。

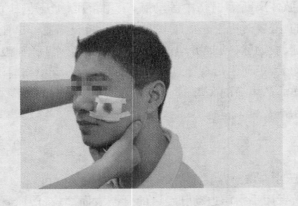

（3）颈动脉止血法：用拇指在甲状软骨，环状软骨外侧与胸锁乳突肌前缘之间的沟内搏动处，向颈椎方向压迫，其余四指固定在伤员的颈后部。用于头、颈、面部大出血，且压迫其他部位无效时。非紧急情况，勿用此法。此外，不得同时压迫两侧颈动脉。

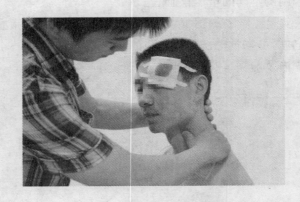

（4）锁骨下动脉止血法：用拇指在锁骨上窝搏动处向下垂直压迫，其余四指固定肩部。本法用于肩部，腋窝或上肢出血。

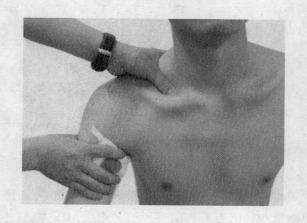

（5）肱动脉止血法：一手握住伤员伤肢的腕部，将上肢外展外旋，并屈肘抬高上肢；另一手拇指在上臂肱二头肌内侧沟搏动处，向肱骨方向垂直压迫。本法用于手、前臂及上臂中或远端出血。

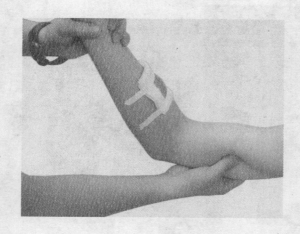

（6）尺、桡动脉止血法：双手拇指分别在腕横纹上方两侧动脉搏动处垂直压迫。本法用于手部出血。

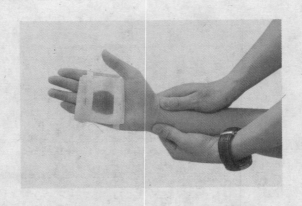

（7）股动脉止血法：用两手拇指重叠放在腹股沟韧带中点稍下方、大腿根部搏动处用力垂直向下压迫。本法用于大腿、小腿或足部出血。

（8）腘动脉止血法：用一手拇指在腘窝横纹中点处向下垂直压迫。本法用于小腿或足部出血。

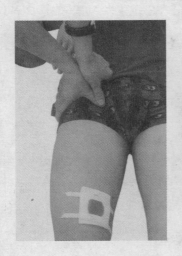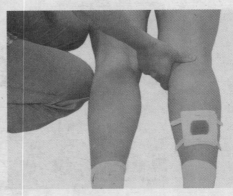

（9）足背动脉与胫后动脉止血法：用两手拇指分别压迫足背中间近踝关节处（足背动脉），以及足跟内侧与内踝之间处（胫后动脉）。本法用于足部出血。

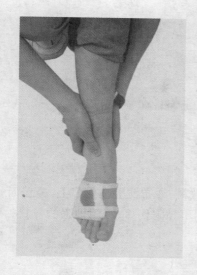 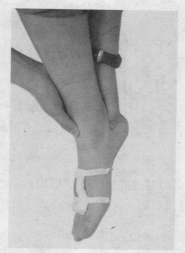

（10）指动脉止血法：用一手拇指与示（食）指分别压迫指根部两侧，用于手指出血。

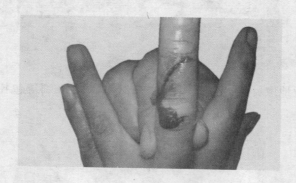

2. 包扎止血

表浅伤口出血损伤小血管和毛细血管，出血量少。

（1）粘贴创可贴止血：将创可贴的一边先粘贴在伤口的一侧，然后向对侧拉紧粘贴另一侧。

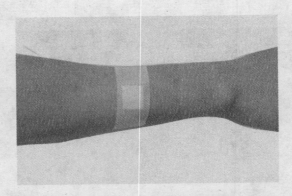

（2）敷料包扎：将足够厚度的敷料、纱布覆盖在伤口上，覆盖面积要超过伤口周边至少3厘米。可选用不黏附伤口、吸附性强的敷料。

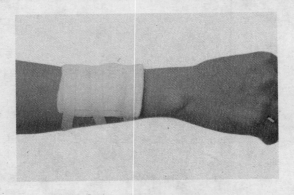

（3）就地取材，选用三角巾、手帕、纸巾、清洁布料等包扎止血。

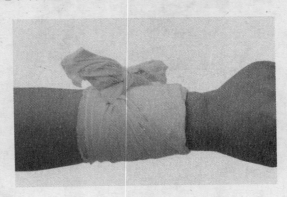

3. 加压包扎止血法

最常用，一般小动脉、小静脉损伤出血均可采用此法止血。方法：先将无菌敷料或纱布填塞或置于伤口，外加纱布垫压，再用绷带、三角巾等加压包扎，以停止出血为度。包扎的压力要均匀，范围要够大，但伤口内有碎骨片时，禁用此法，以免加重损伤。包扎后将伤肢抬高，以增加静脉回流和减少出血。

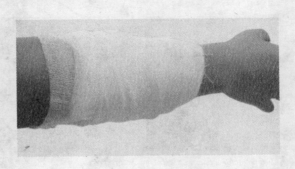

4. 填塞止血法

用于肌肉、骨端等渗血，先用1～2层大的无菌纱布铺盖伤口，以纱布条或绷带等，紧紧填塞在伤口内，再进行加压包扎，松紧以达到止血目的为宜。此法止血不够彻底，有可能增加感染机会。另外，在去除填塞物时，可出现再次出血。

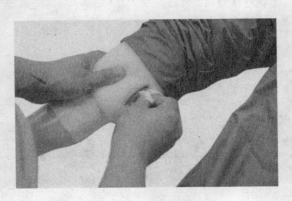

5. 加垫屈肢止血

对于外伤出血量较大，肢体无骨折者，用此法。注意肢体远段的血液循环，每隔 40～50 分钟缓慢松开 3～5 分钟，防止肢体坏死。

（1）上肢加垫屈肢止血：①前臂出血，在肘窝处放置纱布垫或毛巾、衣物等，肘关节屈曲，用绷带或三角巾屈肘位固定。②上臂出血，在腋窝加垫，使前臂屈曲于前胸，用绷带或三角巾将上臂固定在前胸。

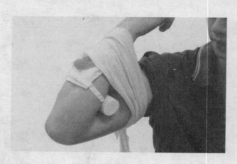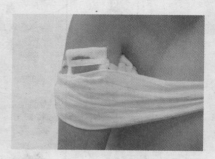

（2）下肢加垫屈肢止血：①小腿出血，在腘窝加垫，膝关节屈曲，用绷带或三角巾屈膝位固定。②大腿出血，在大腿根部加垫，屈曲髋、膝关节，用三角巾或绷带将腿与躯干固定。

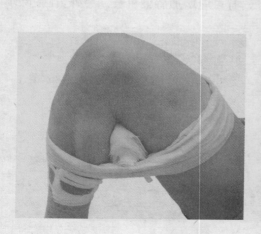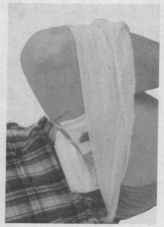

6. 止血带止血法

用于四肢损伤大出血且加压包扎无法止血的情况下,使用止血带时,接触面积应较大,以免造成神经损伤。如使用不当可出现肢体缺血、坏死,以及急性肾功能衰竭等严重并发症。

结扎止血带的操作方法:

(1) 充气止血带:如血压计袖带,其压迫面积大,对受压迫的组织损伤较小,并容易控制压力,放松也方便。

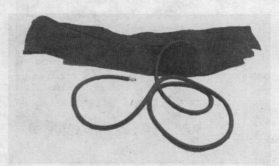

(2) 橡皮止血带:可选用橡皮管,如听诊器胶管,它的弹性好,易使血管闭塞,但管径过细易造成局部组织损伤。操作时,在准备结扎止血带的部位加好衬垫,以左手拇指和示(食)、中指拿好止血带的一端,另一手拉紧止血带围绕肢体缠绕一周,压住止血带的一端,然后再缠绕第二周,并将止血带末端用左手示(食)、中指夹紧,向下拉出固定即可。还可将止血带的末端插入结中,拉紧止血带的另一端,使之更加牢固。

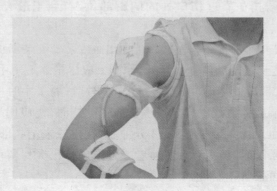

（3）绞紧止血法：如无橡皮止血带，可根据当时情况，就便取材，如三角巾、绷带、领带、布条等均可，折叠成条带状，即可当做止血带使用。上止血带的部位加好衬垫后，用止血带缠绕，然后打一活结，再用一短棒、筷子、铅笔等的一端插入活结一侧的止血带下，并旋转绞紧至停止出血，再将短棒、筷子或铅笔的另一端插入活结套内，将活结拉紧即可。

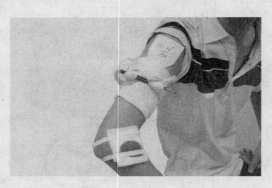

注意事项

（1）止血带不宜直接结扎在皮肤上，应先用三角巾、毛巾等做成平整的衬垫缠绕在要结扎止血带的部位，然后再上止血带。

（2）结扎止血带的部位在伤口的近端（上方）。上肢大动脉出血应结扎在上臂的上 1/3 处，避免结扎在中 1/3 处以下的部位，以免损伤桡神经；下肢大动脉出血应结扎在大腿中部。而在实际抢救伤员时，往往把止血带结扎在靠近伤口处的健康部位，有利于最大限度地保存肢体。

（3）结扎止血带要松紧适度，以停止出血或远端动脉搏动消失为度。

（4）为防止远端肢体缺血坏死，原则上应尽量缩短使用止血带的时间，一般止血带的使用时间不宜超过 4 小时，每隔 1 小时松解 1 次，以暂时恢复远端肢体血液供应。松解止血带的同时，仍应用指压止血法，以防再度出血。止血带松解 1～2 分钟后，在比原来结扎部位稍低平面重新结扎。松解时，如仍有大出血者或远端肢体已无保留可能，在转运途中可不必再松解止血带。

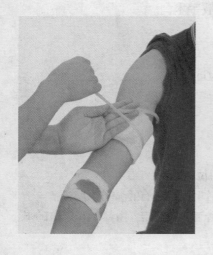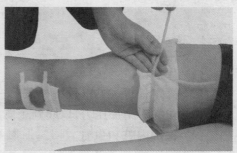

（5）结扎好止血带后，在明显部位加上标记，注明结扎止血带的时间，尽快运往医院。

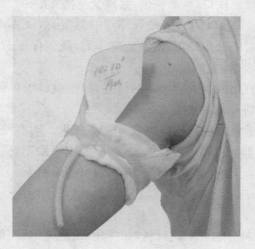

（6）解除止血带前，应先输血输液，补充血容量。打开伤口，准备好止血器材，和采取其他有效的止血方法后再松解止血带。如组织已发生明显广泛坏死时，在截肢前不宜松解止血带。

（7）因止血带使用时间过长，远端肢体已发生坏死者，应在原止血带的近端加上新止血带,然后再进行截肢手术。

包　扎

包扎的目的

（1）保护伤口,免受再次污染。

（2）固定骨折、关节、敷料和夹板的位置。

（3）包扎时施加压力,以起到止血作用,同时有止痛作用。

（4）保护内脏和血管、神经、肌腱等重要解剖结构,扶托受伤的肢体,使其稳定,有利于转运伤病员。

包扎的具体要求

（1）迅速暴露伤口,判断伤情,采取紧急措施。

（2）妥善处理伤口,应注意消毒,包扎材料应保持无菌,防止再次污染。

（3）包扎时要动作轻巧、松紧适宜牢靠,既要保证敷料固定和压迫止血,又不影响肢体血液循环。

（4）包扎打结或用别针固定的位置,应在肢体的外侧或前面,避免在伤口处或坐卧受压的地方。

（5）包扎敷料应超过伤口边缘 5～10 厘米。遇有外露污染的骨折断端或腹内脏器,不可轻易还纳。若系腹腔组织脱出,应先用干净器皿保护后再包扎,不要将敷料直接包扎在脱出的组织上。

包扎所用的材料和方法

包扎的材料分别有制式材料（如三角巾、尼龙网套、绷带等）和就便材料两种。

1. 三角巾包扎法

三角巾制作简单,使用方便,容易掌握,包扎面积大。三角巾不仅是较好的包扎材料,还可作为固定夹板、敷料和代替止血带使用。三角巾急救包使用方法是先把三角巾急救包的封皮撕开,然后打开三角巾,将其内的消毒敷料盖在伤口上,进行包扎;还可将三角巾叠成带状、燕尾状或连成双燕尾状和蝴蝶形等。这些形状多用于肩部、胸部、腹股沟部和臀部等处的包扎。使用三角巾,两底角打结时应为外科结,比较牢固,解除时可将其一侧、边和其底角拉直,即可迅速地解开。

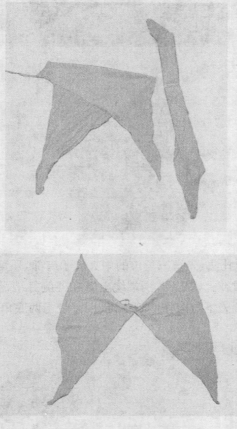

(1) 头部包扎法(头巾式包扎法):将三角巾底边的中点放在眉间上部,顶角经头顶垂向枕后,再将底边经左右耳上向后拉紧,在枕部交叉,并压住垂下的枕角再交叉绕耳上到额部拉紧打结。最后将顶角向上反掖在底边内或用安全针或胶布固定。

41

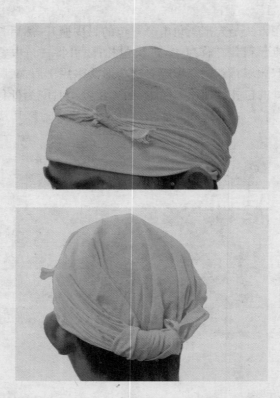

（2）肩部包扎法：先把三角巾的中央放于肩部，顶角向颈部，底边折达二横指宽横放在上臂上部，两端绕上臂在外侧打结，然后把顶角拉紧经背后绕过对侧腋下拉向伤侧腋下，借助系带与两底角打结。

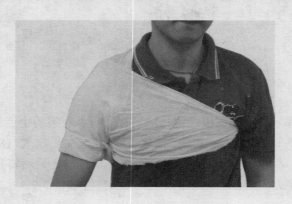

（3）胸部包扎法

● 一侧胸部伤包扎法：伤在右胸，就将三角巾的顶角放在右肩上，然后把左右底角从两腋窝拉过到背后（左边要长一些）打结。再把顶角拉过肩部与双底角结系在一起。或利用顶角小带与其打结。如果是左胸，就把顶角放在左肩上。使用在左背和右背也和胸部一样，不过其结应打在胸前。

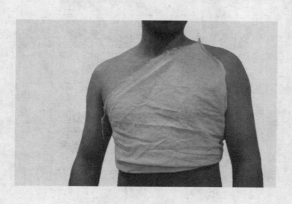

● 全胸部包扎：三角巾折成燕尾状，燕尾夹角约 100°，置于胸前，夹角对着胸骨上凹，两燕尾角过肩置于背后，将燕尾顶角系带围胸部与底边在背后打结。将一燕尾角系带拉紧绕横带后上提与另外一燕尾角在背后打结。

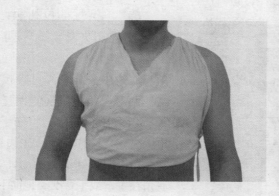

（4）腹部包扎法：把三角巾横放在腹部，将顶角朝下，底边置于脐部，拉紧底角至围绕到腰后打结。

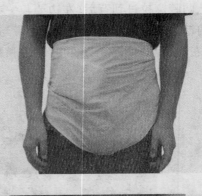

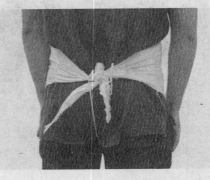

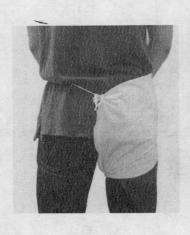

（5）单侧臀部包扎法：三角巾折成燕尾状，燕尾夹角约 60°，朝下对着外侧裤缝，伤侧臀部大片压住前面的小片，顶角与底边中央分别经过腹腰部到对侧打结。两燕尾角包绕伤侧大腿根部打结。

（6）手部包扎法：将伤手平放在三角巾中央，手指指向顶角，底边横于腕部，再把顶角折回拉到手背上面，然后把左右两底角在手掌或手背交叉地向上拉到手腕的左右两侧缠绕打结。

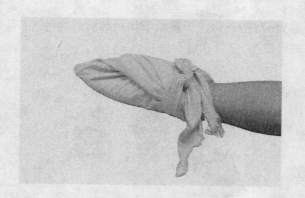

(7) 膝部包扎法:根据伤情把三角巾折叠成适当宽度的带状巾,将带的中段斜放在伤部,其两端分别压住上下两边,两端于膝后交叉,一端向上,一端向下,环绕包扎,在膝后打结,呈"8"字形。

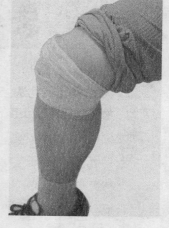

(8) 三角巾悬臂带

● 大悬臂带:将前臂屈曲用三角巾悬吊于胸前,叫悬臂带,用于前臂损伤和骨折。方法是将三角巾放于健侧胸部,底边和躯干平行,上端越过肩部,顶角对着伤臂的肘部,伤臂弯成直角放在三角巾中部,下端绕过伤臂反折越过伤侧肩部,两端在颈后或侧方打结。再将顶角折回,用别针固定。

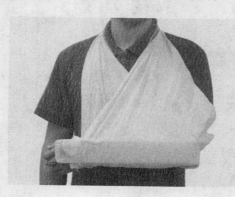

● 小悬臂带：将三角巾折叠成带状吊起前臂的前部（不要托肘部），适用于肩关节损伤、锁骨和肱骨骨折。

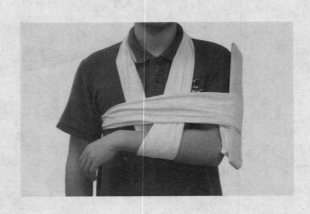

2. 尼龙网套包扎法

尼龙网套适用于头面部及四肢的包扎。

（1）头面部包扎法。

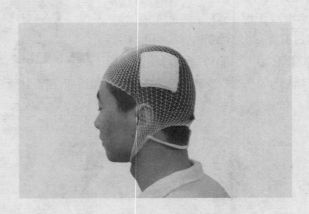

（2）四肢包扎法。

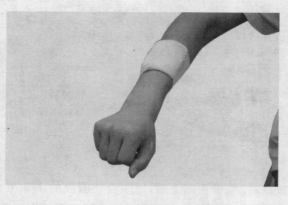

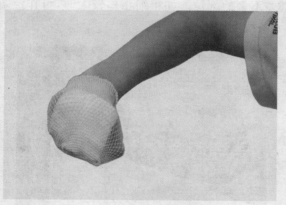

3. 绷带包扎法

绷带适用于头颈及四肢的包扎,可随部位的不同变换不同的包扎方法。使用适当的拉力,将保护伤口的敷料固定及达到加压止血的目的。因此,绷带有保护伤口、压迫止血、固定敷料和夹板的功能。绷带的基本包扎法包括:

（1）环绕法（也叫环行带）:把绷带作环形重叠的缠绕。多用在胸、腹部和粗细相等的部位。各种不同的绷带的开始和终了都用这种缠法。要使绷带牢固,环行包扎的第一圈可以稍斜缠绕,第二、三圈用环形,并把斜出圈外的绷带的一角折回圈里,再重叠缠绕,这样就不会滑脱了。

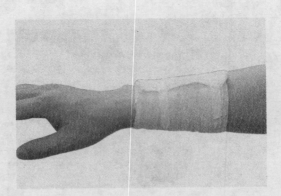

（2）螺旋法：把绷带逐渐上缠，每圈盖住前圈的 1/3 至 1/2，成螺旋形，用在粗细差不多的部位。如粗细相差较大时，可作反折包扎法，并把反折排在一条线上，呈"人"字形。

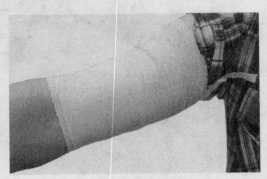

（3）"8"字带：在弯曲关节的上下方，把绷带由下而上，呈"8"字形来回地缠绕。

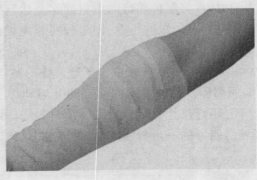

（4）残端包扎法：于残端近侧关节下方用绷带环绕数周后，先以螺旋缠法固定包扎残端的敷料，再在关节下侧环绕一圈。然后将绷带反折由近端到远端，再由远端到近端呈扇形，如此反复包扎，直至将残端完全覆盖打结。

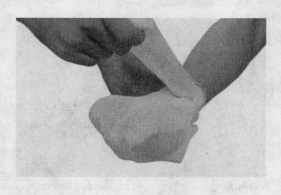

固　　定

骨关节损伤时必须固定制动，以减轻疼痛，避免骨折端损伤血管神经，并有利于防治休克和搬运后送。较重的软组织损伤，也应局部固定制动。从而起到止痛、避免组织进一步损伤的效果。

固定材料的选择

（1）木制夹板：最常用的固定材料。有各种长短不同的规格以适合不同部位的需要。

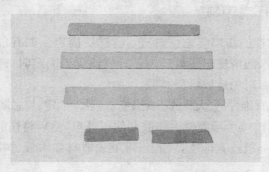

（2）塑料支具：使用医用高分子材料，事先按身体各部的形状制成，可用于身体不同部位的固定。

（3）颈托：专门用于固定颈椎，颈椎外伤后，怀疑颈椎骨折或脱位时必须用颈托固定。

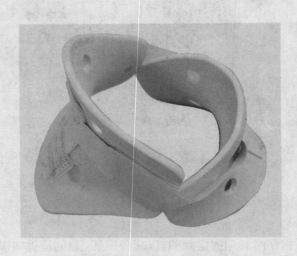

紧急情况下，可就地取材，用硬纸板、衣物等做成颈托而起到临时固定的作用。

（4）充气夹板：为一种筒状双层塑料膜，使用时将塑料膜套在需要固定的肢体处，摆好肢体的功能位，下肢伸直，上肢屈曲，再向进气阀吹气，充气后立刻变硬而达到固定的目的。

外伤固定的注意事项

（1）开放性的伤口应先止血、包扎，然后固定。如有危及生命的严重情况先抢救，病情稳定后再固定。开放性骨折固定时，外露的骨端不要还纳伤口内，以免造成污染扩散。

（2）怀疑脊椎骨折、大腿或小腿骨折，应就地固定，切忌随便移动伤员。

（3）固定前应尽可能牵引伤肢和纠正畸形，然后将伤肢放置在适当位置，固定于夹板或其他支持物上（可就地取材如木板、树枝、竹竿等）。

急救中如缺乏固定材料,可采用自体固定法。

（4）固定应力求稳定牢固,固定材料的长度应超过固定两端的上下两个关节。小腿固定,固定材料长度超过踝关节和膝关节;大腿固定,长度应超过膝关节和髋关节;前臂固定,长度超过腕关节和肘关节;上臂固定,长度应超过肘关节和肩关节。

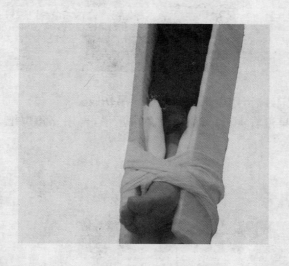

（5）固定的器材不要直接接触皮肤,应先用棉花、碎布、毛巾等软物垫在夹板与皮肤之间,尤其在肢体弯曲处等间隙较大的地方、夹板两端、骨突出部位,要适当加厚垫衬。

（6）急救时的固定多为临时固定,到达医院后,应及时进行治疗性固定。

具体的固定方法

1. 上臂的固定

（1）病人手臂屈肘 90°,用两块夹板固定伤处,一块放在上臂内侧,另一块放在外侧,然后用绷带固定。

（2）如果只有一块夹板,则将夹板放在外侧加以固定。

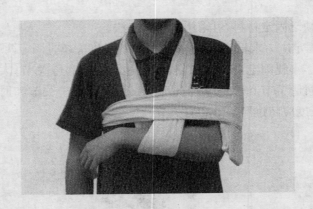

（3）固定好后，用绷带或三角巾悬吊伤肢。

（4）如果没有夹板，可先用三角巾悬吊，再用三角巾把上臂固定在身体上。

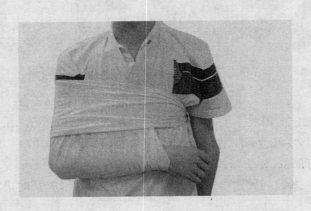

2. 前臂的固定

（1）病人手臂屈肘 90°，用两块夹板固定伤处，分别放在前臂内外侧，再用绷带缠绕固定。

（2）固定好后，用绷带或三角巾悬吊伤肢。

（3）如果没有夹板，可利用三角巾加以固定。三角巾上放杂志或书本，前臂置于书本上即可。

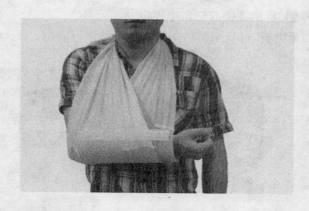

3. 大腿的固定

（1）将伤腿伸直，夹板长度上至腋窝，下过足跟，两块夹板分别放在大腿内外侧，再用绷带或三角巾固定。

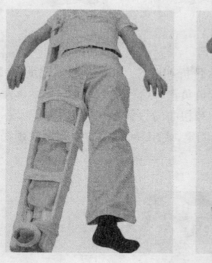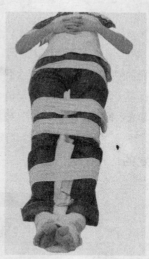

（2）如无夹板，可利用另一未受伤的下肢进行固定。

4. 小腿的固定

（1）将伤腿伸直，夹板长度上过膝关节，下过足跟，两块夹板分别放在小腿内外侧,再用绷带或三角巾固定。

（2）如无夹板,可利用另一未受伤的下肢进行固定。

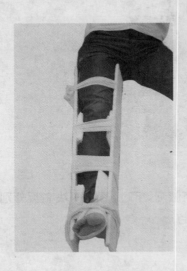 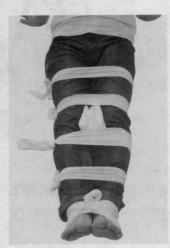

5. 脊椎伤者的固定和搬运

在脊椎受伤后,容易导致骨折和脱位,如果不加固定就搬动,会加重损伤。搬运时,要由医务人员负责,并指挥协调现场人员 3 人以上实施。不要使脊柱受牵拉、挤压和扭曲的力量。

（1）颈部的固定：用颈托固定,或用硬纸板、衣物等做成颈托而起到临时固定的作用。

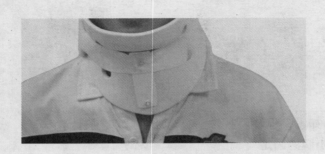

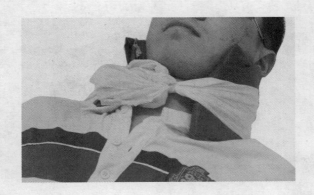

（2）胸腰部的固定：胸腰部用沙袋、衣物等物放至身体两旁，再用绷带固定在担架上，防止身体移动。

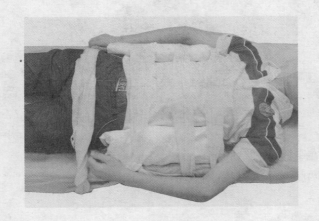

怀疑脊椎损伤，切忌扶伤员行走或躺在软担架上。

6. 骨盆骨折

骨盆受到强大的外力碰撞、挤压发生骨折。

（1）伤病员为仰卧位，两膝下放置软垫，膝部屈曲以减轻骨盆骨折的疼痛；

（2）用宽布带从臀后向前绕骨盆，捆扎紧；

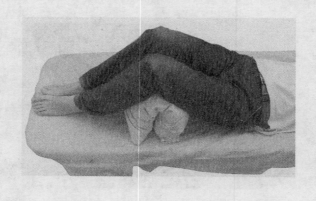

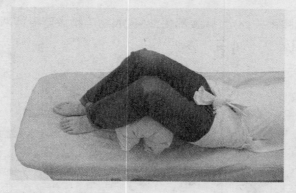

（3）在下腹部打结固定；

（4）两膝之间放衬垫，用宽带捆扎固定。

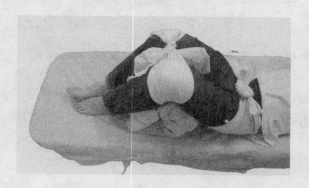

7. 开放性骨折

（1）敷料覆盖外露骨及伤口；

（2）在伤口周围放置环行衬垫，绷带包扎固定；

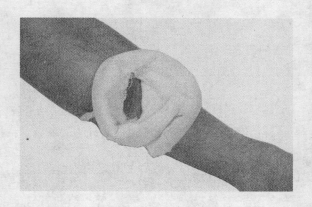

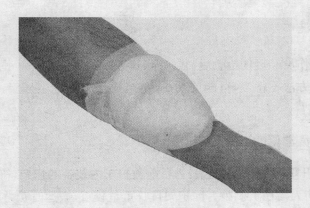

（3）夹板固定骨折；

（4）如出血多需要上止血带；

（5）不要将外露骨还纳，以免污染伤口深部，造成血管、神经的再损伤。

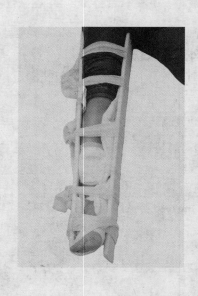

搬　运

　　危重伤员经现场抢救后,须安全、迅速送往医院进一步抢救、治疗。如果搬运方法不得当,可能前功尽弃,造成伤员的终生残疾,甚至危及生命。

搬运伤员常用的工具及使用方法

　　(1)升降担架、走轮担架:为目前救护车内装备的担架,符合病情需要,便于病人与伤员躺卧。因担架自身重量较重,搬运时费力。

　　(2)铲式担架:铲式担架是由左右两片铝合金板组成。搬运伤员时,先将伤员放置在平卧位,固定颈部,然后分别将担架的左右两片从伤员侧面插入背部,扣合后再搬运。

　　(3)负压充气垫式固定担架:使用负压充气垫固定担架是搬运多发骨折及脊柱损伤伤员的最好工具。充气垫可以适当地固定伤员的全身。使用时先将垫充气后铺平,将伤员放在垫内,抽出袋内空气,气垫即可变硬,同时伤员就被牢靠固定在其中,并可在搬运途中始终保持稳定。

搬运伤员时伤员常采用的体位

(1)仰卧位:对所有重伤员,均可以采用这种体位。它可以避免颈部及脊椎的过度弯曲而防止椎体错位的发生;对腹壁缺损的开放伤的伤员,当伤员喊叫或屏气时,肠管会脱出,让伤员采取仰卧屈曲下肢体位,可防止腹腔脏器脱出。

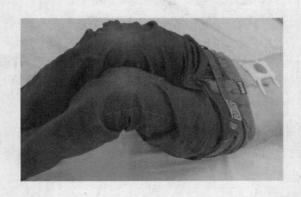

(2)侧卧位:在排除颈部损伤后,对有意识障碍的伤员,可采用侧卧位。以防止伤员发生呕吐时,食物吸入气管。伤员侧卧时,可在其颈部垫一枕头,保持中立位。

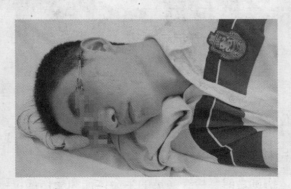

（3）半卧位：对于仅有胸部损伤的伤员，常因疼痛，血气胸而致严重呼吸困难。在除外合并胸椎、腰椎损伤及休克时，可以采用这种体位，以利于伤员呼吸。

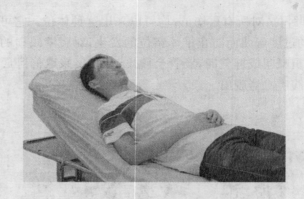

（4）俯卧位：对胸壁广泛损伤，出现反常呼吸而严重缺氧的伤员，可以采用俯卧位。以压迫、限制反常呼吸。

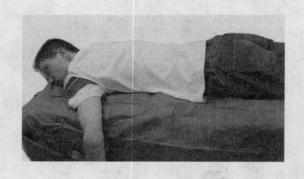

（5）坐位：适用于胸腔积液、心力衰竭病人。

搬运伤员的注意事项

（1）搬运伤员之前要检查伤员的生命体征和受伤部位，重点检查伤

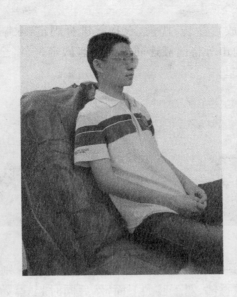

员的头部、脊柱、胸部有无外伤,特别是颈椎是否受到损伤。

(2) 必须妥善处理好伤员。首先要保持伤员的呼吸道的通畅,然后对伤员的受伤部位要按照技术操作规范进行止血、包扎、固定。处理得当后,才能搬动。

(3) 在人员、担架等未准备妥当时,切忌搬运。搬运体重过重和神志不清的伤员时,要考虑全面。防止搬运途中发生坠落、摔伤等意外。

(4) 在搬运过程中要随时观察伤员的病情变化。重点观察呼吸、神志等,注意保暖,但不要将头面部包盖太严,以免影响呼吸。一旦在途中发生紧急情况,如窒息、呼吸停止、抽搐时,应停止搬运,立即进行急救处理。

(5) 在特殊的现场,应按特殊的方法进行搬运。火灾现场,在浓烟中搬运伤员,应弯腰或匍匐前进;在有毒气泄漏的现场,搬运者应先用湿毛巾掩住口鼻或使用防毒面具,以免被毒气熏倒。

(6) 搬运脊柱、脊髓损伤的伤员时,放在硬板担架上以后,必须将其身体与担架一起用三角巾或其他布类条带固定牢固,尤其颈椎损伤者,头颈部两侧必须放置沙袋、枕头、衣物等进行固定,限制颈椎各方向的活动,然后用三角巾等将前额连同担架一起固定,再将全身用三角巾等与担架固定在一起。

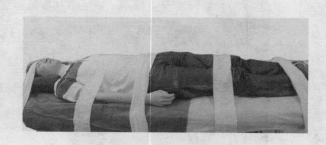

　　搬运者三人并排单腿跪在伤员身体一侧,同时分别把手臂伸入到伤员的肩背部、腰臀部、双下肢的下面,然后同时起立,始终使伤员的身体保持水平位置,不得使身体扭曲。三人同时迈步,并同时将伤员放在硬板担架上。发生或怀疑颈椎损伤者应再有一人专门负责牵引、固定头颈部,不得使伤员头颈部前屈后伸、左右摇摆或旋转。四人动作必须一致,同时平托起伤员,再同时放在硬板担架上。起立、行走、放下等搬运过程,要由一名医务人员指挥号令,统一动作。

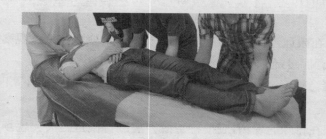

　　搬运者亦可分别单腿跪在伤员两侧,一侧一人负责平托伤员的腰臀部,另一侧两人分别负责肩背部及双下肢,仍要使伤员身体始终保持水平位置,不得使身体扭曲。

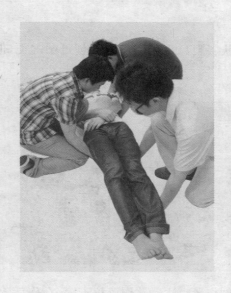

开放性伤的现场处理

擦伤、表浅的小刺伤和小切割伤,可用非手术治疗。其他的开放性损伤均需要手术处理。

1. 浅表小伤口的处理

浅部的小刺伤多由植物刺条、木刺、缝针、鱼刺等误伤造成。小刺伤因带有细菌污染,可能引起感染(如指头炎),有的还可能造成异物存留,因此不应忽视。

(1) 小刺伤的伤口出血直接压迫 3～5 分钟即可止血。

(2) 止血后可用 70％的乙醇(酒精)或碘伏原液涂擦,包以无菌敷料,保持局部干燥 24～48 小时。

(3) 伤口内若有异物存留,应设法拔出,然后消毒和包扎。

(4) 1 厘米长左右的皮肤、皮下浅层组织伤口,先用无菌生理盐水擦净组织裂隙,再用碘伏消毒外周皮肤,可用蝶形胶布固定创缘使皮肤完全对和,在皮肤上涂碘伏外加包扎。1 周内每日涂碘伏 1 次,10 日左右除去胶布。

（5）仅有皮肤层裂口也可用市售的创可贴之类，但仍应注意皮肤消毒。

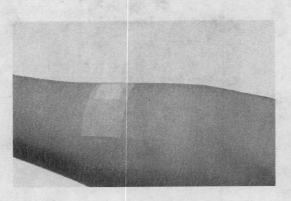

（6）开放性创伤者应注射破伤风抗毒素，在伤后 12 小时内应用可起到预防作用。

2. 手足切割伤的处理

手足切割伤常见于切菜、电锯、冲床等劳动时损伤。其特点是创口较整齐，污染较轻，但流血较多，有时有肌腱、血管、神经损伤，严重的有断指（趾）或断肢。急救重点是止血。

（1）对于较小、较浅的切割伤可采用直接压迫止血法。若单个手指伤口较深出血较多，可用健侧示（食）指、拇指在伤指两侧捏紧止血；

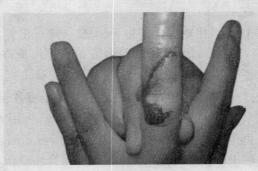

（2）若多个手指受伤出血，则可将健侧拇指按压于伤手手掌的中部，其余四指放在该手的手背对应处，与拇指对应用力挤压止血，或双手指交叉用力挤压止血。

（3）在止血的同时应将伤肢抬高。

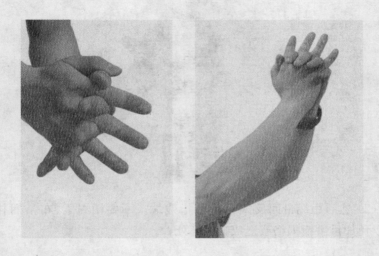

（4）若足部受伤，在伤足的足背可触及足背动脉的搏动，用拇指按压此外即可起到止血作用。

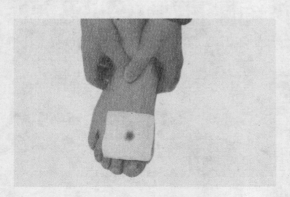

以上止血方法伤员本人即可实施，救助者可迅速寻找干净的绷带、手巾等为其包扎伤口。

3. 手指离断伤的处理

（1）立即掐住伤指根部两侧防止出血过多；

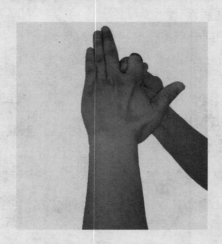

（2）然后用绷带回反式包扎手指残端。不要用绳索、布条捆扎手指，以免加重手指损伤或造成缺血坏死；

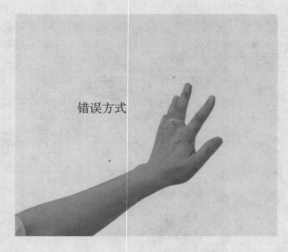

错误方式

（3）离断的手指要用清洁物品如手帕、毛巾等包好，外用塑料袋或装入小瓶中；

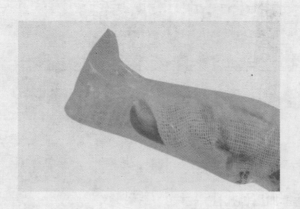

　　将装有离断手指的塑料袋或小瓶放入装有冰块的容器中,保持在2～3℃的环境中。

4. 伴有大血管损伤的伤口的处理

　　严重创伤、刀砍伤等造成大血管断裂,伤口较深出血多,易引起出血性休克。

　　(1) 手指压迫止血。这是最简便、有效的方法。用手指压迫伤口上方(近心端)的血管或用掌根部直接压迫出血部位;

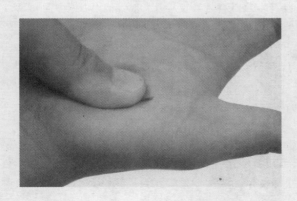

　　(2) 用纱布压迫伤口止血。如伤口深而大,用纱布填塞压实止血。放置纱布范围要大,超出伤口 5～10 厘米,这样才能有效止血;

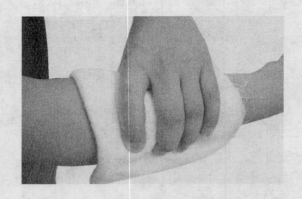

（3）绷带加压包扎；

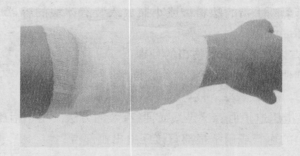

（4）如肢体出血仍然不止，上止血带。

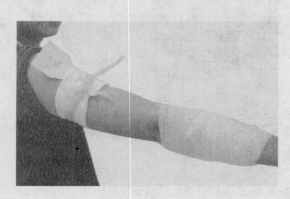

5. 头部伤口的处理

头部外伤常见。头皮血运丰富、外伤后出血较多，常伴有颅骨骨折和颅脑损伤。

（1）头部伤口要尽快用无菌敷料或清洁布料压迫止血。用尼龙网套或三角巾等固定敷料包扎。

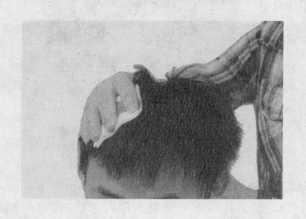

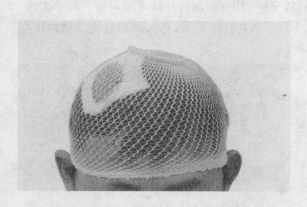

（2）如有耳、鼻漏液说明有颅底骨折，应禁止堵塞耳道和鼻孔，以防颅内感染及颅内压增高。现场如有条件，先用无菌敷料擦净耳、鼻周围的血迹及污染物，用乙醇（酒精）消毒。如无上述物品，可用清洁的毛巾、纸巾等将耳朵、鼻孔周围擦拭干净。

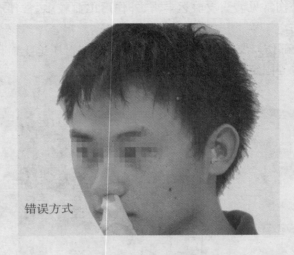

错误方式

6. 开放性气胸的处理

严重创伤或锐器扎伤等可造成胸部开放伤,伤口与胸膜腔相通。伤病员感觉极度呼吸困难,伤口伴随呼吸可有气流声发出。

（1）立即用保鲜膜、塑料袋（布）、纱布或清洁敷料压在伤口上；

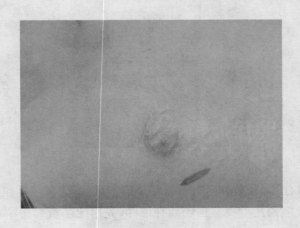

（2）胶布将敷料固定；

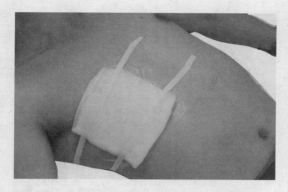

（3）三角巾折成宽带绕胸固定于健侧打结；

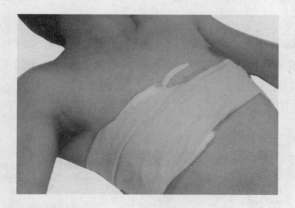

（4）三角巾侧胸部或全胸部包扎；

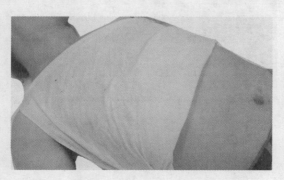

（5）伤病员取半卧位。

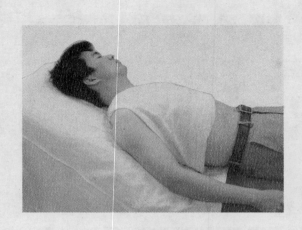

7. 腹部内脏脱出的处理

当腹部受到撞击、刺伤时,腹腔内的器官如结肠、小肠脱出体外,这时不要将其压塞回腹腔内,而要采用特殊的方法进行包扎。

（1）先用大块的纱布、保鲜膜覆盖在脱出的内脏上;

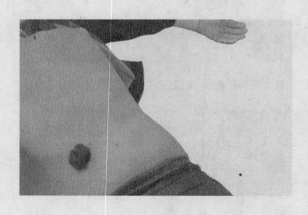

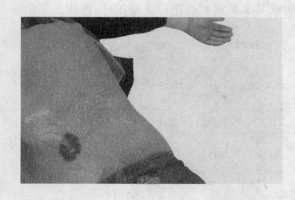

（2）再用纱布卷成保护圈，放在脱出的内脏周围；

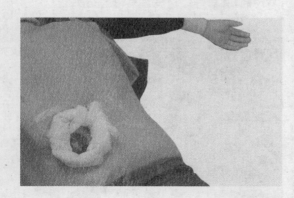

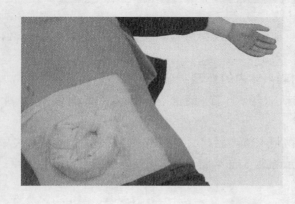

（3）用碗或其他塑料容器把保护圈扣住，再用三角巾包扎；

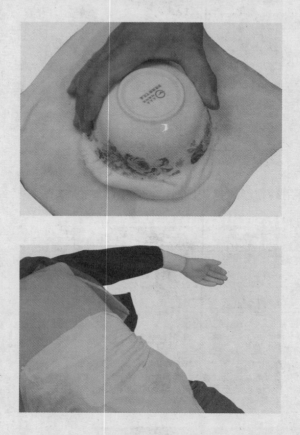

（4）伤员取仰卧位或半卧位，下肢屈曲，尽量不要咳嗽，严禁饮水进食。

8. 异物刺入体内的处理

异物包括刀子、匕首、钢筋、铁棍以及其他因意外刺入体内的物体。

（1）异物刺入体内后，切忌拔出异物再包扎，因为这些异物可能刺中重要器官或血管。如果将异物拔出，会造成出血不止。

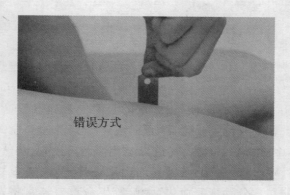

错误方式

（2）正确的包扎方法是先将两块棉垫或替代品安放在异物显露部分的周围，尽可能使其不摇动，然后用棉垫包扎固定，使刺入体内的异物不会脱落。还可制作环行垫，用于包扎有异物的伤口，避免压住伤口中的异物。搬运中绝对不许挤撞伤处。

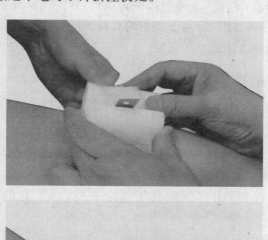

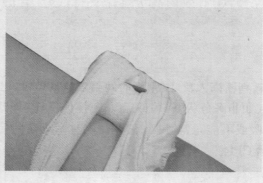

心肺复苏

很多原因如急性心肌梗死、严重的心律失常如室颤、各种原因引起的大失血、药物或毒物中毒、严重的电解质紊乱如高血钾或低血钾等,溺水、卒中(中风)、昏迷、气道异物阻塞,电击伤、窒息、创伤等都可引起心脏、呼吸骤停。心脏停搏时血液循环停止,各重要脏器失去氧供,如不能在数分钟恢复血供,大脑等生命重要器官将发生不可逆的损害。

心肺复苏(CPR)是针对心脏、呼吸骤停所采取的抢救措施。即胸外按压形成暂时的人工循环,快速电除颤转复心室颤动(VF),促使心脏恢复自主搏动;采用人工呼吸以纠正缺氧,并努力恢复自主呼吸。对于公共场合、生产、生活环境下发生的心脏、呼吸骤停,现场及时进行心肺复苏对挽救病人生命至关重要。

心肺脑复苏的基本内容

心肺脑复苏的基本内容包括:基础生命支持、进一步生命支持、延续生命支持。

目前国际上提出心血管急救成人生存链包括5个环节:①立即识别心脏停搏并启动急救系统;②尽早进行心肺复苏,着重于胸外按压;③快速除颤;④有效的高级生命支持;⑤综合的心脏停搏后治疗。

现场心肺复苏程序

1. 第一步,判断病人反应(判断时间要求非常短暂、迅速)

当目击者(如非医务人员)发现病人无任何反应(如眨眼或肢体移动等)、没有呼吸或不能正常呼吸(仅仅是喘息),即可判定呼吸心跳停止,并立即开始CPR。

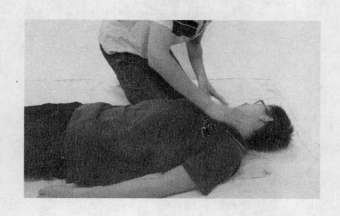

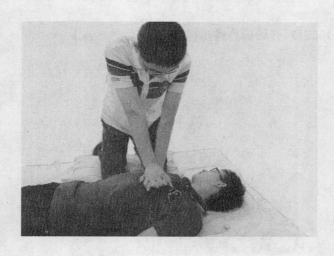

2. 第二步,启动急救系统

拨打急救电话后立即开始 CPR。对溺水、严重创伤、中毒应先 CPR 再电话呼救,并由医生在电话里提供初步的救治指导。如果有多人在场,启动急救系统与 CPR 应同时进行。

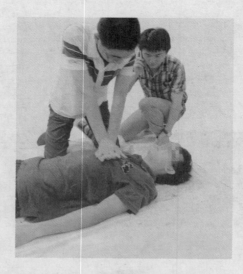

3. 第三步,开始胸外按压(强调用力快速按压)

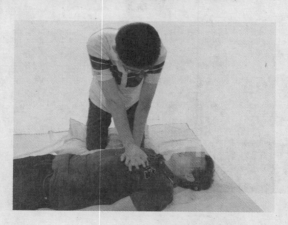

(1) 胸外按压位置:两乳头连线与胸骨正中线交界处。

(2) 按压频率:至少 100 次/分。

(3) 按压深度:至少 5 厘米。

(4) 保证每次按压后胸廓回弹,双手放松使胸骨恢复到按压前的位置,放松时双手不要离开胸壁,在一次按压周期内,按压与放松时间各为 50%。

(5) 尽可能减少胸外按压的中断(尽可能将中断时间控制在 10 秒钟内)。

（6）按压与人工呼吸比例为 30：2（即按压 30 次给 2 次人工呼吸）。

4. 第四步，按压 30 次后打开气道(仰头抬颏法)

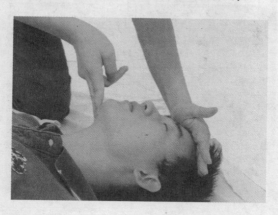

为完成仰头动作，应把一只手放在病人前额，用手掌把额头用力向后推，使头部向后仰，另一只手的手指放在下颏骨处，向上抬颏，使牙关紧闭，下颏向上抬动，勿用力压迫下颌部软组织，否则有可能造成气道梗阻，避免用拇指抬下颌。

5. 第五步，打开气道后给予人工呼吸

口对口呼吸是一种快捷有效的通气方法，打开气道后，捏住病人的鼻孔，防止漏气，急救者用口唇把病人的口全罩住，呈密封状，平静吸气后吹气 2 次，每次吹气应持续 1 秒钟，确保吹气时胸廓隆起。

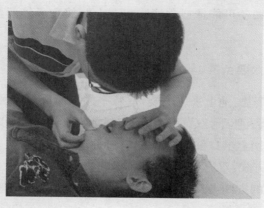

6. 第六步,检查心律。如有必要,开始除颤(如有除颤器)

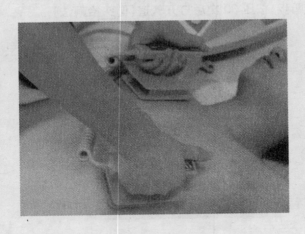

重复胸外按压、人工呼吸、除颤。

注意事项

(1) 如果施救者不愿或不能提供人工呼吸,则施救者应进行单纯胸外按压。

(2) 病人的体位:须使病人仰卧在坚固的平(地)面上,如要将病人翻转,颈部应与躯干始终保持在同一个轴面上,如果病人有头颈部创伤或怀疑有颈部损伤,只有在绝对必要时才能移动病人,对有脊髓损伤的病人不适当的搬动可能造成截瘫。将双上肢放置身体两侧,这种体位更适合 CPR。

胸外按压技术要点

(1) 按压姿势:地上采用跪姿,双膝平病人肩部。床旁应站立于踏脚板,双膝平病人躯干,双臂绷直,与胸部垂直不得弯曲,以髋关节为支点,腰部挺直,用上半身重量往下压(杠杆原理)。

(2) 用力方式:双肩在双手正上方,肘关节伸直,上肢呈一直线,以保证每次按压的方向与胸骨垂直。双手掌重叠放在胸部中央,保证手

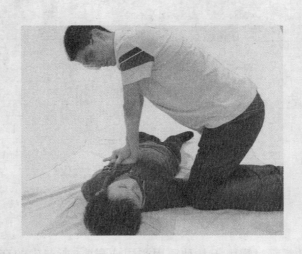

掌全力压在胸骨上,可避免发生肋骨骨折,不要按压剑突。无论手指是伸直,还是交叉在一起,都应离开胸壁,手指不应用力向下按压。

（郎宇璜　出晓军　夏怀华）

常 见 急 症

窒 息

人体的呼吸过程由于某种原因受阻或异常,所产生的全身各器官组织缺氧,二氧化碳潴留而引起的组织细胞代谢障碍、功能紊乱和形态结构损伤的病理状态称为窒息。

卡在喉咙后部的异物,可能会堵塞喉咙,甚至导致肌肉痉挛;或因匆忙吞咽未充分咀嚼的食物而造成窒息。儿童或婴儿则会由于好奇而把物品放入口中造成窒息。

主要表现

不能咳嗽、呼吸、说话和哭泣,有时可出现脸部憋红、皮肤青紫、表情痛苦、试图用手抓紧自己的脖颈。

家庭急救

1. 病人清醒

(1)让病人咳出异物,如果不能咳出,不要强求,不要试图取出病人咽喉内的异物,因为这样做可能使异物更深地嵌入气道。

(2)让病人尽量向前弯腰,急救者平伸手掌,在病人肩胛骨之间猛击数掌。

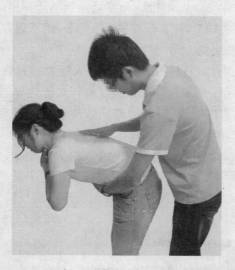

（3）如果背后掌击不能奏效，可尝试腹部推压法：双臂环抱病人腰部。一只手握拳放在腹部正中脐肋之间，另一只手握住它，并快速而反复地向上冲击，堵塞物可能会被压出。

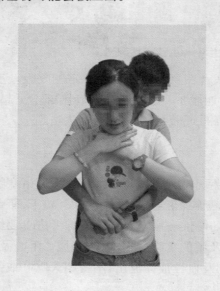

（4）重复步骤（2）和（3）几次，如果堵塞物不能排出，拨打 120 叫救护车。如果病人失去知觉，使其躺在平地上仰卧，用下述方法进行急救。

2. 病人失去知觉

（1）清理口腔，切记不要试图取出嵌入咽喉的异物，压住病人舌头，向下牵拉下颌，用示（食）指伸入口腔以清理口腔内异物。

（2）开放病人呼吸道，轻轻后仰病人头部并向下牵下颌，开始心肺复苏术。

（3）如果病人胸部仍未抬起，再给数次腹部冲击。注意：冲击时不要按压侧方。腹部冲击法：用一只手放在上腹中央脐与肋缘中点处，另一只手按在其上方，向上、向内快速冲击按压。重复以上救助直至异物脱出或送往医院。

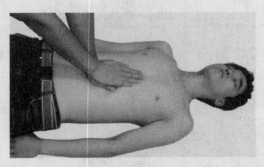

（4）如果伤病者在急救时恢复了正常的呼吸，应让其按原卧位躺卧，然后拨打 120 叫救护车。如果伤病者胸部不见起伏，重复步骤（2）和（3），同时拨打 120 叫救护车，直到救援人员到达。

预防

进食时应避免玩耍或哭闹、大笑，儿童常见堵塞物包括饭菜、吐出的奶、果冻、糖果、豆粒、花生米、气球、硬币、扣子、瓶盖等，应加强监护预防。长期卧床的慢性病病人及吞咽困难者进食要细嚼慢咽，避免进食汤圆等黏性强及硬的食物，必要时进流质。呕吐及咯血病人应尽量侧卧位，让呕吐物及血性液体流出，不要朝天呕吐或强吞下，这样都极易造成窒息。

头　痛

头痛一般指额、顶、颞部及枕部的疼痛。头痛是常见的症状，又可以是单一的疾病，大多数是功能性的。

主要表现

（1）起病方式：急性起病并有发热者常为感染性疾病所致；急剧的头痛，持续不减，并有不同程度的意识障碍而无发热者，提示颅内血管性疾病（如蛛网膜下隙出血）；长期的反复发作头痛或搏动性头痛，多为血管性头痛（如偏头痛）或神经官能症；慢性进行性头痛并有颅内压增高的症状（如呕吐、缓脉）应注意颅内占位性病变；青壮年慢性头痛，但无颅内压增高，常因焦急、情绪紧张而发生，多为肌收缩性头痛（或称肌紧张性头痛）。

（2）部位：偏头痛及丛集性头痛多在一侧；颅内病变的头痛常为深在性且较弥散；颅内深部病变的头痛部位不一定与病变部位相一致，但疼痛多向病灶同侧放射；高血压引起的头痛多在额部或整个头部；全身性或颅内感染性疾病的头痛多为全头部痛；蛛网膜下隙出血或脑脊髓膜炎除头痛外尚有颈痛；眼源性头痛为浅在性且局限于眼眶、前额或颞部；鼻源性或牙源性头痛也多为浅表性疼痛。

（3）程度：头痛的程度一般分轻、中、重，但与病情的轻重并无平行关系。三叉神经痛、偏头痛及脑膜刺激的疼痛最为剧烈，脑肿瘤的疼痛多中度或轻度。

（4）性质：搏动性疼痛为血管性头痛的特征，见于偏头痛、丛集性头痛、高血压性头痛、发热、血管扩张药、乙醇和一氧化碳中毒等；头重感、戴帽感和头勒紧感等持续性疼痛是紧张性头痛的特征；尖锐针刺样的持续数秒至数十秒的电击样痛是神经痛的特征，见于三叉神经痛和枕神经痛等；脑肿瘤等颅内占位病变伴有的头痛在低头、愤怒和咳嗽时可加重；功能性头痛多为弥漫无固定的胀痛或钝痛。

(1) 偏头痛：在偏头痛开始发作时立即将冰块或冰袋放在前额上，同时将脚浸泡在热水中。在刚出现头痛征象时，喝杯冷水，然后在黑暗安静的屋子内冷敷，去枕睡觉。发作时帮助病人在一个安静的地方坐下来或舒服地躺下，如有可能，设法消除引起头痛的可能因素，比如噪声、强光，或缺乏新鲜空气。成人可服 2 片对乙酰氨基酚（扑热息痛）或其他止痛片，孩子可服一定剂量的对乙酰氨基酚糖浆，口服麦角胺咖啡因 0.1～0.2 克（1 日总量不超过 0.6 克）。不能长时间依赖止痛剂，因为止痛剂依赖会造成脑和脊髓内感觉通路的永久改变，阻止机体天然止痛剂——内啡肽的作用。

(2) 丛集性头痛：吸入床边放置的氧气袋中的纯氧，可终止夜间发作的丛集性头痛。发作时可使用麦角制剂。

(3) 紧张性头痛：按摩、热敷及服用安定剂或止痛剂如阿司匹林、对乙酰氨基酚或去痛片有助于缓解多数紧张性头痛。

(4) 窦性头痛可用抗生素及缩血管药物治疗。

(5) 出现以下情况必须即刻就医：严重的头痛伴有呕吐、肢体无力、复视或视力模糊、说话含糊、吞咽困难，可能是脑出血或动脉瘤。既往从未有过头痛，此为第一次发作，清晨时开始，持续存在，可引起呕吐，但在一天内程度逐渐减轻，提示可能有高血压。如果出现高热、眼部轻刺痛、严重头痛、恶心呕吐和颈部僵硬，提示可能患有脑膜炎。脑外伤后，感到倦睡、头晕、恶心、呕吐，提示可能有脑震荡。

抽　搐

肌肉不由自主地突然而迅速抽动的表现。抽搐的病因包括全身性的疾病如脑血管疾病、颅脑外伤、脑部感染、脑肿瘤、脑遗传性疾病、代谢性疾病、中毒、传染病、子痫、产后痉挛、高热、癫痫、破伤风、狂犬病等。

主要表现

（1）全身强直性抽搐：全身肌肉强直，一阵阵抽动，呈角弓反张（头后仰，全身向后弯弓形），双眼上翻或凝视，神志不清。

（2）局限性抽搐：仅局部肌肉抽动，如仅一侧肢体抽动，或面肌抽动，或手指、脚趾抽动，或眼球转动、眼球震颤、眨眼动作、凝视等。大多神志不清。以上抽搐的时间可为几秒钟或数分钟，严重者达数分钟或反复发作。

（3）抽搐持续状态：发作期间有意识障碍，发作间隙越来越短，体温升高，严重的甚至会出现暂时性呼吸的停止、意识丧失。需要在 2 小时内控制发作，否则危及生命。

特别注意：儿童可能因高热出现惊厥，症状是发热、肌肉抽搐，也可以脸部抽搐、呼吸困难、流涎、神志不清。

家庭急救

（1）如果病人是第一次抽搐发作，而且 1 小时内有 1 次以上的发作或发作时间持续数分钟以上，应拨打急救电话。

（2）如果病人自己感觉将要抽搐或者开始失去平衡，应帮他躺在地上。

（3）将病人平卧于空气流通处，使头偏向一侧以防吸入唾液及呕吐物，同时松开病人身上比较紧的衣服。

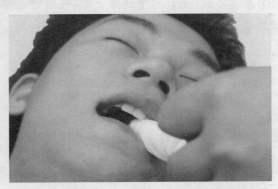

（4）迅速清除口鼻咽分泌物与呕吐物，以保证呼吸道通畅，并防止舌根后倒。为防止牙齿咬伤舌，将用纱布或布条包绕的压舌板或筷子放于上下牙齿之间并以手指掐压人中穴及合谷穴，以上措施必须在几秒钟内迅速完成。防止病人在剧烈抽搐时与周围硬物碰撞致伤，但绝不可用强力把抽搐的肢体压住，以免引起骨折。

（5）抽搐停止后，先帮病人调整至较舒适的侧卧位，之后检查病人的气道、呼吸及血液循环，如果病人没有呼吸或无脉搏及心跳，应开始心肺复苏。

（6）高热惊厥：婴幼儿多在发高热时出现惊厥，此时应脱去他的衣服，用不太热的温水浸泡身体。注意不要用凉水。

（7）一旦发生全身性抽搐，请马上拨打 120 叫救护车，一般抽搐不会立即危及生命，所以要保持镇定，不必过分惊慌。

预防

（1）针对病因积极治疗原发病：例如癫痫病人需按医嘱服药，如果突然停药，即使是 1～2 天，都会导致癫痫抽搐的发作。

（2）小儿高热易抽搐，及时退热可预防。破伤风可引起抽搐，所以要打破伤风疫苗预防。狂犬病会引起抽搐，预防狗咬伤很重要，万一被狗咬伤，要立即到医院诊治。缺钙会引起抽搐，所以小孩、老人要补足钙（多吃含钙食物，必要时服钙剂），同时要多晒太阳，服食鱼肝油等。

（3）白天勿过度疲劳，晚上勿使腿部受凉，在剧烈运动前或游泳前做充分的热身运动。

儿童惊厥

主要表现

有明显发热迹象：体温高，肤色红，可能有汗，肌肉剧烈抽搐，拳头紧握,后背挺。还可能出现脸部抽搐、眼睛斜视、呆滞或上翻;呼吸困难、脸和脖颈充血、流口水;知觉丧失或反常。

家庭急救

(1)脱去孩子衣服或拿开盖在孩子身上的床上用品,打开房间的窗户,保证室内凉爽和空气新鲜。

(2)在孩子周围放置枕头或软垫,这样孩子剧烈动作也不会受伤。

(3)冷敷:用冷湿毛巾置于腋窝、腹股沟、腘窝(膝关节后面)处,每3~5分钟更换1次,这些部位血管比较丰富,并且离体表近,易于散热。

(4)温水擦浴:将孩子放到32~34℃的温水中,浸浴10~15分钟,然后用毛巾包裹擦干身体。

(5)口服退烧药物,在救护车到来之前,尽量让孩子保持冷静。

(6)惊厥时的处理:如果可能,将孩子置于仰卧位,以保持气道通畅。解开孩子的衣扣,以免影响呼吸,将干净的纱布或手绢叠起,放在上、下牙床之间,防止咬破舌头,但不要塞入过猛,或把口腔塞得过满,避免造成窒息或阻碍呼吸。让孩子头歪向一侧,保持呼吸道通畅,利于呕吐物排出。可用手指压人中,促使孩子清醒。

预防

(1)热性惊厥的患儿应注意锻炼身体,预防上呼吸道感染等疾病,清除慢性感染病灶。

(2)对复杂性热性惊厥、频繁热性惊厥(每年5次以上)或热性惊厥持续状态,间歇短程治疗无效者,可长期应用抗癫痫药物预防发作。

瘫　痪

身体四肢或某一侧肢体随意运动的感觉或功能完全或部分丧失。

主要表现

（1）截瘫：胸腰段脊髓损伤后，受伤平面以下双侧肢体感觉、运动、反射等消失和膀胱、肛门括约肌功能丧失。颈椎脊髓损伤往往引起四肢瘫痪，其中上述功能完全丧失者，称完全性截瘫，腰椎以下受伤引起的瘫痪一般是下肢截瘫。

（2）偏瘫：一侧上下肢、面肌和舌肌下部运动障碍，常合并语言障碍。

（3）双下肢对称性瘫痪：常见周期性麻痹，以反复发作性软瘫为特征，临床以低钾型最常见，多与钾盐代谢障碍有关。多发生于年轻人，多在饱餐、酗酒、剧烈活动后，夜间睡眠中发病。病人往往在清晨起床后发现双下肢不能活动，严重者出现呼吸急促。

（4）全身性瘫痪：最先的症状是眼睑下垂、视物不清、发音不清楚、吞咽受到限制、呼吸困难、胸闷。

家庭急救

（1）无论何种原因引起的瘫痪，都应尽早就医，以尽快挽救生命和神经功能，减轻后遗症。

（2）外伤者若怀疑为脊椎损伤时，应该就地固定，2人以上用木板床搬运，急救者在搬抬伤者时要注意保持脊椎的中立位，不能随意移动、拉拽，避免扭曲和旋转。

（3）当瘫痪病人失去意识或倒地，不能抱住病人又摇又喊，试图唤醒病人。此时的病人不仅无法唤醒，反复的摇晃只会加重病情。此时的抢救仍应尽可能避免将其搬动，病人坐在地上尚未倒伏，可上前将其扶住。若病人已完全倒地，可将其缓缓拨正到仰卧位，同时小心地将其头偏向一侧，以防呕吐物误入气管造成窒息。

（4）解开病人衣领、取出口中的假牙，以使其呼吸通畅。若病人鼾声明显，提示其气道被下坠的舌根堵住，此时应抬起病人下颌，使其呈仰头姿势，同时用毛巾随时擦去病人的呕吐物。

（5）瘫痪病人无论是否清醒，在现场急救的同时，都应尽快拨打

120 叫救护车前来。

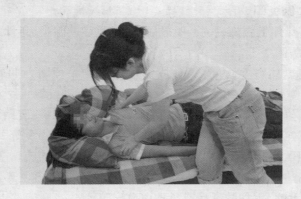

高　热

高热是指体温为 39.1~40℃,超高热为 41℃以上。引起高热的病因有很多,可分为感染性发热和非感染性发热两大类,前者是细菌、病毒、真菌等引起的呼吸道、消化道、泌尿道及皮肤感染等,后者是结缔组织系统病、恶性肿瘤、变态反应与过敏性疾病、吸收热、中枢神经性发热、自主神经功能紊乱、内分泌与代谢疾病等。

主要表现

1. 典型症状
早期表现:脸色苍白、浑身发冷、起鸡皮疙瘩、发抖、牙齿打颤。后期表现:全身热、皮肤发红、出汗、头痛。

2. 伴随症状
(1) 高热伴寒战,可能是肺炎、急性胆囊炎、急性肾盂肾炎、流行性脑脊髓膜炎或脓毒血症等。

(2) 高热伴咳嗽、咳痰、胸痛、气喘等,可能是肺炎或合并呼吸衰竭、肺结核或肺脓肿。

（3）高热伴头痛、呕吐，可能是上呼吸道感染、流行性脑脊髓膜炎、流行性乙型脑炎等。

（4）高热伴上腹痛、恶心、呕吐，可能是重症胰腺炎、急性胆囊炎、腹腔内脓肿、腹膜炎等。

（5）高热伴右上腹痛、厌食或黄疸等可能是梗阻性胆管炎、肝脓肿等。

（6）高热伴腰痛、尿急、尿痛，可能是急性肾盂肾炎、肾结核等。

（7）高热伴有局部红肿、压痛，可能是脓肿、蜂窝织炎等。

（8）间歇性高热伴寒战、畏寒、大汗等，可能是疟疾或伤寒等。

（9）高热伴皮下出血及黏膜出血，可能是流行性出血热、重症病毒性肝炎、脓毒症、重症脓毒症或急性白血病等。

（10）高热伴有意识障碍、头痛和抽搐者，则应考虑中枢神经系统感染（脑炎、脑脓肿）。

（11）高热伴多系统症状者，可能是脓毒症（脓毒性休克）、脑膜炎球菌血症。

（12）高热伴皮疹，常见于麻疹、猩红热、斑疹伤寒、风湿热、结缔组织病、药物热等。

家庭急救

对高热病人应及时适当降温，以防惊厥及其他不良后果。一般体温低于39℃时不必退热治疗，高热惊厥的儿童及有心、肺、脑功能不全的病人例外。体温超过40℃或发热导致中枢神经系统、心功能障碍等，则应积极退热。

具体措施：

（1）退热治疗首选物理降温，物理降温有冷敷法、冰袋法、擦浴法。根据病人的病情和身体的耐受情况，使用温水、冷水、冰水在高温的病人前额、颈枕部、腋下、大腿根部冷敷或擦浴，还可以用冰袋敷额头或其他部位，冰枕头部、冰帽和冰毯治疗。另外可用25%～50%乙醇擦拭颈部、腋下、大腿根部。

（2）物理降温无效时进行药物退热，首选对乙酰氨基酚，次选阿司匹林或布洛芬。

(3) 其他还包括卧床休息,在体温降低后要多喝水,多饮水可以促进排泄,辅助退热和防止虚脱,纠正电解质紊乱。对于有怕冷、寒战的发热病人应注意保暖,高热惊厥或谵妄病人可应用镇静剂。

休　克

休克是指由于各种致病因素作用引起的有效循环容量急剧减少,导致器官和组织循环灌注不足,致使组织缺氧,细胞代谢紊乱和器官功能受损的综合征。

休克分为 5 类:低血容量性休克、心源性休克、感染性休克、过敏性休克、神经源性休克。

主要表现

休克来势凶猛、病情凶险,短时间可危及生命。主要表现是有意识障碍,脉搏大于 100 次/分或不能触及脉搏,四肢湿冷、皮肤花斑、黏膜苍白或发绀、尿量＜400 毫升/24 小时或无尿,同时有低血压。因此需要早期发现,及早送往医院救治,如果发现得晚,即使把病人送到医院,也很难挽救生命。

休克早期:最初,肾上腺素的释放引起脉搏加快,皮肤苍白、青紫,嘴唇内侧尤为明显,如果按压指甲或耳垂,指甲或耳垂不能立即恢复颜色,皮肤多汗、冰冷、黏湿。进入休克状态时,病人会虚弱和眩晕、恶心、呕吐、口渴、呼吸浅而急促、脉搏弱如"游丝"。

休克抑制期:病人出现神志淡漠、反应迟钝,神志不清甚至昏迷、口唇发绀、冷汗、脉搏细数、血压下降、脉压更小。严重时,全身皮肤黏膜明显发绀、四肢湿冷、脉搏不清、血压测不出、无尿、代谢性酸中毒、消化道出血,最后出现失去知觉,心脏停止跳动。

对休克做出判断，找出造成休克的明显病因并加以治疗，改善大脑、心脏和肺的供血，拨打 120。

（1）检查病人气道、呼吸及循环，如果病人没有呼吸或无脉搏、心跳，立即心肺复苏。

（2）将病人平卧位，去掉枕头，将其下肢抬高约 30°，这种体位叫做休克体位，以保证大脑的血液供应。若病人呼吸困难无法平卧，可将其上身垫高；如病人出现呕血、咯血、可将枕头稍垫高，头偏向一边，防止发生窒息。

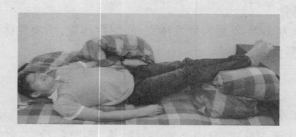

（3）尽早明确休克的原因，并依据相应的情况给予紧急救助。

（4）使病人温暖而舒适，松开所有比较紧的衣服，并给病人盖上衣服、毯子，如果病人躺着的话，不要垫枕头，以免阻塞气道。

（5）保持气道通畅，如果病人有呕吐或窒息，应使其头偏向一侧，以免呕吐物阻塞气道。

（6）如果医务人员要 1 小时以上才能赶到，有条件时给病人吸氧气。

（7）中医急救：取人中、素髎、内关、神门等穴，用拇指按压 1～3 分钟。

呼吸困难

正常成年人的呼吸频率为 16～20 次/分，与心脏搏动的次数比为 1：4。呼吸困难是呼吸功能不全的一个重要症状，是患者主观上有空气不足或呼吸费力的感觉,而客观上表现为呼吸频率、深度和节律的改变。呼吸困难可由多种原因引起,本书仅介绍日常生活中常见的两种引起突发呼吸困难的疾病。

一、肺栓塞

主要表现

有双下肢静脉血栓史,有突然出现的呼吸困难、气促、尤其是活动后明显,咯血、胸膜性胸痛,胸痛部位不定,较局限,随呼吸加剧。病人常表现为面色发紫、呼吸次数增加。

家庭急救

如果家里有简易呼吸机,可以先给病人吸氧并立即拨打 120 急救电话。

预防

肺栓塞通常在病人离床活动的瞬间或排便增加腹压时发生,因此,对于下肢深静脉血栓形成病人,在血栓形成后的 1～2 周内及溶栓治疗的早期,应绝对卧床休息,床上活动时避免动作过大,禁止按摩、挤压或热敷患肢。保持大便通畅,避免屏气用力的动作和下蹲过久。

二、气胸

气胸的特点:突然发生撕裂或刀割样胸痛,随深呼吸加剧,常发生于用力或屏气后,胸痛部位较局限,严重者会出现极度呼吸困难、端坐呼吸、发绀、烦躁不安、昏迷,甚至窒息。可见伤侧胸部饱满,肋间隙增宽,呼吸幅度减低,可有皮下气肿。入院前或院内急救需迅速使用粗针头穿刺胸膜腔减压并外接单向活瓣装置。

家庭急救

在紧急时可在针柄部外接剪小口的柔软塑料袋、气球或避孕套,使胸腔内的高压气体易于排出而外界空气不能进入胸腔。

预防

　　避免过度劳累，避免提过重物体、避免剧烈咳嗽；多休息保养，经常锻炼身体提高免疫力；过瘦病人注意增加营养，增加体重。

咯　　血

　　咯血是指声门以下呼吸道或肺组织出血，经口腔咳出，即多由呼吸系统疾病所致，但也可由循环系统、血液系统或外伤等其他全身性疾病引起。咯血量从痰中带血点、血丝，至每日咯血量在 100 毫升以内为小量，100～500 毫升为中等量，500 毫升以上为大量。急性及大量咯血时，常导致支气管阻塞、肺不张、失血性休克、窒息。

主要表现

　　多数起病比较急，因初次看到咯血，精神高度紧张，有恐惧感。80% 以上病人咯血为小至中等量，少数为大咯血，出血前有咳嗽、喉部痒感、胸闷感，以及呼吸困难、心悸、晕厥。咯出血液为鲜红色，混有泡沫痰。

家庭急救

　　（1）咯血一旦发生，病人不应硬憋着，如果这样，加上精神紧张，反而使咯血量更多。病人应避免仰卧着咳嗽，这样会导致血堵塞住呼吸道而发生窒息，甚至死亡。

　　（2）绝对卧床，尽量减少搬动，如果知道出血在肺脏的哪一侧，那么要卧向病侧，这样可以起到一些压迫止血减少局部运动的作用。

　　（3）万一病人因血块堵塞支气管造成窒息时，家里人或身边的人不要慌乱，保持病人头低足高患侧卧位，即将病人半身抱起，使其身体与床沿成 45°～90°，救护者抱着病人的腰、腿部，跪立于床上，另一个人把病人的下颌托起,以尽量减少咽喉部与气管之间的弯曲,同时叩击病人的胸背部,促使血液排出。

(4) 用手巾将口、咽、鼻内积血清除,并立即将舌拉出,必要时胸外心脏按压,并迅速拨打120急救电话。

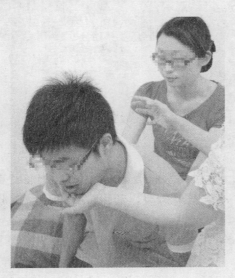

(5) 用一些止血药物,如云南白药、三七粉。

(6) 对精神紧张者应予以安抚,必要时应用小量镇静剂如地西泮片。

预防

(1) 预防感冒:外出时要根据天气变化增减衣服,防止受寒感冒。

(2) 注意饮食:以富含维生素的食物为首选,忌吃胡桃仁、辣椒等易上火的食物。

(3) 锻炼身体:要进行适度的体育锻炼和呼吸功能锻炼。

(4) 备急救药:尤其要备足止咳药物,如治疗干咳为主的药片和糖浆、以镇咳为主的可愈糖浆、以镇咳化痰为主的棕色合剂等。家庭必备止血药物如云南白药,镇静药物如地西泮等。

(5)戒烟、限酒:患有呼吸道疾病的病人一定要戒烟、限酒,以减少咯血的诱因。

胸　痛

概述

胸痛一般由胸部疾病包括胸壁疾病引起。

主要表现

在家庭急救中通过辨别胸痛的发病年龄、胸痛特点、胸痛的性质、影响胸痛的因素、伴随症状等可以初步对胸痛进行鉴别诊断,根据胸痛的特点进行急救。

(1)发病年龄:青壮年胸痛,应注意结核性胸膜炎、自发性气胸、风湿病、心肌炎等。中老年者应注意心绞痛、肺癌等。

(2)胸痛特点

胸壁疼痛特点:部位局限,有压痛。皮肤病变可有红、肿、热;带状疱疹可见沿神经分布的疱疹,疼痛呈刀割样、烧灼样,剧烈难忍,持续时间长;非化脓性肋骨软骨炎局部可隆起,压痛明显,活动时加重。

纵隔内脏器痛特点:心绞痛多位于胸骨后、心前区或剑突下,并向左肩、左臂内侧、左上肢放射,亦可向咽喉部、左颈部放射,疼痛性质呈绞榨性伴有窒息感,重者疼痛剧烈伴有恐惧、濒死感。心绞痛持续时间短,但心肌梗死可持续半小时至几小时以上不缓解。

(3)胸痛的性质:肋间神经痛呈阵发性的灼痛或刺痛;肌痛则常呈酸痛;骨痛呈酸痛或锥痛;食管炎、膈疝常呈灼痛或灼热感;心绞痛常呈压榨样痛,可伴有窒息感;主动脉瘤侵蚀胸壁时呈锥痛;原发性肺癌、纵隔肿瘤可有胸部闷痛。

(4)影响胸痛的因素:心绞痛常于用力或精神紧张时诱发,呈阵发性,含服硝酸甘油片迅速缓解;心肌梗死常呈持续性剧痛,虽含服硝酸甘油片仍不缓解;心脏神经官能症所致胸痛则常因运动反而好转;胸膜炎、自发性气胸、心包炎的胸痛常因咳嗽或深呼吸而加剧;过度换气综合征则用纸袋回吸呼气后胸痛可缓解。

（5）胸痛伴随下列症状,有提示诊断的意义:①伴咳嗽,常见于气管、支气管胸膜疾病;②伴吞咽困难,常见于食管疾病;③伴咯血,常见于肺结核、原发性肺癌;④伴呼吸困难,常见于大叶性肺炎、自发性气胸、渗出性胸膜炎、过度换气综合征等;⑤心绞痛常发生于原有高血压动脉硬化的病人。

（6）生命体征:注意观察呼吸和心跳,如果出现呼吸加快则是高危险信号,因为一般人在疼痛的时候,呼吸频率会变慢。但如果是心血管疾病所致胸痛反而会表现为呼吸困难、频率加快。此外,病人还会出现四肢温度下降、出冷汗、心跳明显加快、血压降低的现象。如病人自觉有这些表现,就要考虑是危重症的心血管性急性胸痛的可能,必须立刻送医院进行急救。

家庭急救

（1）卧床休息,采取自由体位,如为胸膜炎所致者,朝患侧卧可减轻疼痛。

（2）局部热敷。

（3）口服止痛药物,可选用阿司匹林 0.3～0.6 克,每日 3 次;对乙酰氨基酚 0.25～0.5 克,每日 3 次;或吲哚美辛 25 毫克,每日 3 次。若加用地西泮 5 毫克,每日 3 次,效果更好。

（4）若疑为心绞痛者,可舌下含服硝酸甘油或硝苯地平 5～10 毫克。

（5）经上述紧急处理后疼痛仍未缓解,应速送医院急救。

附:急性心肌梗死

心脏病急症 80%～90%是冠心病急性发作,发作类型有心绞痛、急性心肌梗死。心肌梗死是冠心病发展到严重阶段的一种类型,目前发病率较高,死亡率也高,是一种严重危害人民健康的心血管急症。心肌梗死主要是由于不良生活方式或其他危险因素长期作用的结果,主要危险因素有吸烟、高血压、高血脂、糖尿病等。

发病诱因：如激动、紧张、愤怒等激烈的情绪变化，暴饮暴食，突受寒冷刺激。在冬春寒冷季节，持续低温、大风、阴雨等，会使急性心肌梗死的发病率更高。老年人因大便干燥时用力屏气而导致急性心肌梗死发作的并不少见。

发病先兆：感觉疲乏无力，休息后也不能恢复，约40%病人发生于心肌梗死前1~2天，心绞痛突然频繁发作或程度加重。

主要表现

（1）心绞痛的疼痛发作超过30分钟，常伴有全身大汗及恶心、呕吐，此时急救常用的硝酸甘油治疗无效。还可能出现胸闷、喘憋、呼吸困难、端坐位呼吸，易误诊为支气管哮喘，实际是急性心力衰竭的征兆。

（2）发病时脉搏出现多次连续的"漏跳"，心动过速（每分钟心率大于100次）或心动过缓（每分钟心率50次左右）。

（3）病人出冷汗、头晕、面色苍白、肢体湿冷、脉搏细弱、血压较低。

（4）病人突然摔倒在地，意识丧失甚至发生呼吸、心跳停止的情况。

家庭急救

一旦发现心肌梗死的先兆症状，应采取以下干预措施。

（1）停止运动和体力负荷，消除紧张情绪，消除诱因的影响。

（2）心绞痛发作时，吸氧、舌下含服硝酸甘油1片，并嚼服1片阿司匹林（150~300毫克）。隔3分钟病情未减轻，可再含服1片硝酸甘油，最多3片。

（3）同时拨打120急救电话。

预防

（1）患有冠心病或冠心病高危因素的病人：如高血压、糖尿病、高脂血症、肥胖等，应长期在医生指导下治疗，心脏病病人平时携带急救盒，发病时立即吸氧，含硝酸甘油。

（2）注意防寒保暖，气温骤降时少到户外运动，盛夏防止热浪侵袭，避免中暑。

（3）加强体育锻炼，提高机体对寒冷的适应能力，坚持适度的有氧运动，如步行、快走、慢跑、骑自行车、打太极拳等。

（4）合理膳食：多吃新鲜蔬菜、水果（特别是富含维生素 C 的水果），适量的菜油、橄榄油、花生油及全成分谷物，少吃肥肉、咸肉、动物内脏、甜点。忌饮烈性酒，忌暴饮暴食，不要吸烟。

（5）生活有规律，保证足够睡眠，保持心情舒畅，自我减压，避免过度紧张、激动、焦虑、抑郁等不良情绪。

心　悸

心悸是一种自觉心脏跳动的不适感或心慌感。当心动过速、心动过缓、心律失常、心脏收缩过强时，病人均会感到心悸。引起心悸的病理性原因有器质性疾病，如冠心病、风湿性心脏病、高血压性心脏病、肺源性心脏病、病毒性心肌炎、甲状腺功能亢进、发热、严重贫血、低钾血症、急性出血等；生理原因有心脏神经官能症。

主要表现

心悸是一个常见的症状，一般认为与心脏活动过度有关。健康人情绪波动、精神紧张、受到惊吓、体育锻炼、重体力劳动、大量吸烟、过量饮酒、喝浓茶等常可发生心悸。偶然出现的心律紊乱非常多见，一般对机体无损害，而严重的心律失常有心动过速、过缓或异常的快速心脏搏动将对机体造成损害。反复出现心悸可以表现为心脏突然跳动感、敲打感或胸部不适、乏力、头晕、黑蒙、晕厥、出汗、呼吸短促、意识模糊甚至丧失。

家庭急救

（1）休息是控制心悸发作的最好方法，做深呼吸及放松练习。轻压颈部右侧突出的颈动脉，有助于中断心动过速。

（2）对于房性心律失常，可试用"迷走神经调动"治疗，采取刺激迷走神经兴奋的方法，可使部分病人的这种心动过速突然中止。家中自救可试用以下方法：①交替压迫眼球，但有青光眼者禁压；②交替压迫两侧颈前中部，但高龄病人慎压；③尽量使头后仰或躯体前弯；④用力吹膨胀困难的气球；⑤深吸气后用力屏气，然后做深呼气动作。

预防

限制摄入咖啡、尼古丁及其他刺激性饮料。避免情绪激动、精神紧张。适当体育锻炼、避免劳累。

呕　　吐

呕吐是通过胃的强烈收缩迫使胃或部分小肠的内容物经食管、口腔而排出体外的现象。

主要表现

（1）呕吐发生在清晨，伴有乳房胀，对于育龄妇女都应考虑妊娠呕吐。一般发生在怀孕前3个月，尽量不要空腹，吃苏打饼干或小糕点可预防恶心或减轻已有的恶心，维生素 B_6 可帮助减轻晨呕。

（2）吃得过饱或进食生冷、辛辣及可能被污染的食物后出现发热、腹泻、腹痛、呕吐，一般考虑急性胃肠炎。病人应休息、大量饮水，吃温和食品。如果考虑细菌感染，可口服抗生素治疗。

（3）呕吐时头痛、恶心，接触强光时症状加重，考虑偏头痛，可口服止痛药物。由剧烈头晕引起呕吐，感到周围东西在旋转，耳中有轰鸣声，应考虑内耳疾病，去耳鼻喉科就诊。

（4）呕吐后有不能缓解的剧烈反复腹痛、无食欲，考虑阑尾炎、胃溃疡、胃穿孔、胃癌。呕吐物有胆汁提示胃出口通道梗阻；反流未消化的食物则提示贲门失弛缓症、食管狭窄；呕粪提示远端肠梗阻。

（5）急性起病的恶心和呕吐提示胃肠炎、胰腺炎、胆囊炎、中毒。

（6）呕吐、发热、头痛、恶心、睡眠不正常和（或）意识不清，或有步履蹒跚，考虑脑膜炎、脑炎。

（7）头痛、呕吐、昏睡、意识不清，考虑为脑瘤或动脉瘤，紧急送医院手术治疗。

（8）呕吐并同时有典型胸骨下胸痛，向左臂和肩背部放射，常伴有呼吸困难，考虑急性心肌梗死。应急送医院抢救。

家庭急救

（1）当吃进了不洁食物而造成呕吐时，应当把这些不清洁的食物吐出来，吐得越干净越好。否则，这些带有病菌和毒素的食物在胃里或进入肠腔，便会被人体吸收，引起菌血症、毒血症和毒素中毒。为了避免引起严重后果，不能止吐。把不洁食物吐净了，呕吐便随即而止。

（2）卧床休息，头应偏向一侧。病人要呕吐时，应将病人扶起，以免呕吐物呛入气管引起窒息或肺炎。

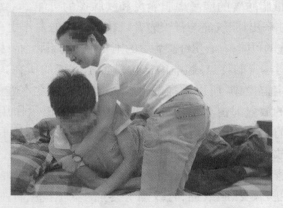

（3）对于有严重基础疾病、病因不明、儿童和年老体弱者，以及有比较严重呕吐并发症的病人应及时送医院。

腹　痛

腹痛是指由于各种原因引起的腹腔内、外脏器的病变，而表现为腹部的疼痛。根据起病缓急、病程长短等可分为急性腹痛与慢性腹痛。

腹痛可表现为刺痛、绞痛、锥钻痛、锯拉痛、钝痛、撕痛、刀割痛、烧灼痛、搏动性痛。

主要表现

（1）性别与年龄：儿童腹痛常见的病因是蛔虫症、肠系膜淋巴结炎及肠套叠等；青壮年则多见溃疡病、胃肠炎、胰腺炎；中老年则多为胆囊炎、胆结石，此外还需注意胃肠道肿瘤、肝癌与心肌梗死的可能性。肾绞痛较多见于男性，而卵巢囊肿扭转、黄体囊肿破裂则是女性急腹症的常见病因，如系育龄期妇女则宫外孕应予以考虑。

（2）起病情况：起病隐匿的多见于溃疡病、慢性胆囊炎、肠系膜淋巴结炎等；起病急骤的则多见于胃肠道穿孔、胆道结石、输尿管结石、肠系膜动脉栓塞、卵巢囊肿扭转、肝癌结节破裂、异位妊娠破裂等。发病前曾饱餐或过量脂肪餐的应考虑胆囊炎和胰腺炎的可能。

（3）既往病史：胆绞痛与肾绞痛者以往曾有类似发作史；有腹腔手术史者有肠粘连的可能；有心房纤颤病史的则要考虑肠系膜血管栓塞等。

（4）腹痛本身的特点：腹痛的部位常提示病变的所在，不过许多内脏性疼痛常定位模糊，所以压痛的部位要比病人自觉疼痛的部位更为重要。疼痛的放射部位对病情的诊断亦有一定的提示作用，如胆道疾病常有右侧肩背部的放射痛；胰腺炎的疼痛常向左腰部放射；肾绞痛则多向会阴部放射等。

腹痛的程度在一定的意义上反映了病情的轻重。胃肠道穿孔、肝脾破裂、急性胰腺炎、胆绞痛、肾绞痛等疼痛多较剧烈，而溃疡病、肠系膜淋巴结炎等疼痛相对轻缓。不过疼痛的感觉因人而异，特别在老人，有时感觉迟钝，如急性阑尾炎，甚至直到穿孔时才感腹痛。疼痛的性质大致与程度有关，剧烈的腹痛多被病人描述为刀割样痛、绞痛，而较缓和的痛则可能被描述为酸痛、胀痛，胆道蛔虫症的疼痛常被描述为钻顶样痛，较有特征。

（5）伴随的症状：腹痛的伴随症状在鉴别诊断中甚为重要。伴发热的提示为炎症性病变；伴吐泻的常为食物中毒或胃肠炎；伴腹泻的为肠道感染；伴呕吐可能为胃肠梗阻、胰腺炎；伴黄疸的提示胆道疾病；伴便血的可能是肠套叠、肠系膜血栓形成；伴血尿的可能是输尿管结石；伴腹胀的可能为肠梗阻；伴休克的多为内脏破裂出血、胃肠道穿孔并发腹膜炎；上腹痛伴发热、咳嗽等则需考虑有肺炎的可能；上腹痛伴心律紊乱、血压下降的则需考虑心肌梗死。

家庭急救

迅速检查呼吸、脉搏、血压、体温，细心观察、了解腹痛的位置，根据腹痛的性质及伴随的其他症状，考虑可能的病因，争取有效的治疗。

（1）危重：如腹主动脉瘤破裂、异位妊娠破裂并休克等。

（2）重：如绞窄性肠梗阻、消化道穿孔、卵巢囊肿蒂扭转等。

上述情况需要紧急拨打 120 叫救护车。

（3）普通：寻找潜在病因，如胃肠炎、消化道溃疡、慢性炎症、腹壁神经或肌肉疼痛，也可能是恶性肿瘤、结石等。要先了解腹痛的性质以及有无其他伴随症状，以便就医时向医生详细介绍，提供线索，协助医生确诊。

（4）发生急腹症首先应考虑的是如何正确止痛，但一般不建议用强力止痛的药物，以免掩盖病情，造成医生诊断上的困难。疑有肠穿孔、肠梗阻或阑尾炎者，禁用泻剂或灌肠；卧床休息，取俯卧位可使腹痛缓解，可用双手适当压迫腹部缓解腹痛，也可用一只裹有毛巾的热水袋捂住腹部；适当给予解痉药物，如阿托品、山莨菪碱（654 - 2）暂时缓解腹痛。

腹　泻

腹泻是指大便的量和次数增加，或粪便呈水样，每日排便量超过 200 克，或含未消化食物及脓血、黏液。腹泻常伴有排便急迫感、失禁等症状。

主要表现

（1）腹泻最常见的原因是急性胃肠炎，其中消化道症状最突出，突然出现频繁水样便(可能为血性)、恶心、发热、腹部绞痛,症状可轻可重。

(2)在恶心和稀便后出现腹痛可以是阑尾炎的表现。

(3)频繁水样便(可能带血或脓样)、恶心、发热、肌痛、头痛,可能是痢疾。

(4)慢性腹泻、腹痛、乏力、食欲不振(可能呕吐)、低热、关节痛,考虑为结肠炎或克罗恩病。

(5)反复发作性频繁水样便、咳嗽、喘息、颜面潮红考虑为类癌性肿瘤;如果便秘、腹泻交替,大便形状变细,可能出现大便带血,可能是结直肠肿瘤。

(6)有剧烈肠蠕动、焦躁不安、失眠、大量出汗,考虑甲状腺功能亢进、糖尿病或肾上腺功能低下。

(7)反复水样便带恶臭味,呈白色或黄色,胃肠胀气、胃绞痛、乏力、反复大便带黏液、下腹痛,并在进食或紧张时加重,考虑肠易激综合征。

(8)使用抗生素后出现腹泻,考虑肠道菌群紊乱,或可能感染了艰难梭菌肠炎。

家庭急救

(1)休息,若伴有频繁呕吐者应暂禁食,其余应给予流质并补充水分,以服温水、汤类为宜。

(2)轻微腹泻者,应补充足够量的水、果汁和口服补盐液,可服黄连素 0.5 克,1 日 3 次;或诺氟沙星(氟哌酸)0.2~0.4 克,1 日 3 次。在 48 小时内观察是否缓解。

(3)伴有脓血便或米泔样大便者,应将病人用过的餐具、衣物等煮沸消毒,排泄物需进行处理(可用石灰)。

(4)腹泻若伴有呕吐或腹泻严重者,应急送医院。

呕 血

呕血是上消化道出血,一般包括来自食管、胃、十二指肠的出血以及来自胰腺、胆道的出血,胃、空肠吻合术后的空肠出血也包括在内。必须排除口腔、鼻、咽喉等部位的出血及咯血。最常见的病因是消化道溃疡、食管胃底静脉曲张、急性胃黏膜病变和胃癌。

主要表现

(1) 上消化道大量出血多数表现为呕血,常呈咖啡样胃内容物,如出血速度快,出血量大,甚至鲜红色,可有血块。上消化道大量出血后,均有黑便,即柏油样便,如出血量大,在肠道停留时间短,则可呈暗红色血便。

(2) 消化道大量出血后可以表现为头昏、乏力、心悸、恶心、晕厥、肢体冷感、面色苍白、心率加快、血压降低,甚至出现休克表现,如烦躁不安、精神萎靡、四肢湿冷、口唇发绀、呼吸急促、意识模糊、反应迟钝、尿量减少或无尿,大量出血后出现贫血表现,多数病人在 24 小时内出现低热,可持续数日。

可以根据症状进行分级,只有头昏,考虑出血为轻度;如有晕厥、口渴、少尿为中度;出现肢冷、呼吸急促、意识模糊考虑为重度。

需要鉴别呕血与咯血:咯血的特点是常有喉痒感、咯出血呈鲜红色,常混有痰液、泡沫,呈弱碱性。大咯血停止后数日内常有痰内带血,咯血被吞入消化道后可出现黑便。而呕血则常有恶心,呕出血中常混有胃内容物,呈弱碱性,色泽咖啡色。呕血数日内有黑便。

家庭急救

(1) 病人应立即卧床休息,头放低,并偏向一侧,以防呕血误入气管而窒息。

(2) 密切观察病人的血压、脉搏、呼吸及尿量等。

(3) 禁食,以免加重病情。

(4) 对烦躁不安者,可口服地西泮 0.5 毫克。

(5) 可放置冰袋敷胃部。

(6) 应立即给止血药,如云南白药,口服 0.3～0.5 克,每 4 小时1 次。

(7) 同时立刻拨打 120 叫救护车。

（8）一旦发现病人有窒息迹象，应立即采用拍背法、手掏法清除病人口中血块，保持其呼吸道通畅。

便　　血

便血是指消化道出血，血液由肛门排出。颜色可呈鲜红、暗红或黑色。少量出血不造成粪便颜色改变，需经隐血试验才能确定者，称为隐血。

主要表现

（1）大便表面或手纸上有鲜血，多不与粪便混合，并可有肛门痛，出血来自消化道较低部位，可能是痔疮、肛裂、憩室或血管扩张。应注意多进食高纤维素含量的饮食，每天至少喝 8 杯水，使大便变软。还可以每天温水坐浴 3 次，每次 15 分钟，可缓解疼痛。

（2）反复水样便或便频，也可能带血（血量可能较多），同时有下腹痛、乏力、恶心、呕吐，可能有关节痛、肛周皮肤痛或发热，考虑为结肠炎、克罗恩病或胃肠炎。胃肠炎同前处理；而结肠炎和克罗恩病病人应避免应激状态和饮食不当；结肠炎病人可以每天吃个生蒜头，减轻肠痉挛。

（3）经肛门排出鲜红色或暗红色血，脐周疼痛，考虑为麦克尔憩室，导致腹膜炎或肠套叠，此时需要立刻就医，手术治疗。有大便次数增多或水样便，便鲜红色或暗红色血，自觉下腹痛，可有呕吐。考虑为直肠脱垂，应立即就医。

（4）便次少，大便硬结，大便中带鲜血及黏液，直肠充满感，左下腹部痉挛性疼痛，考虑为直肠炎，应立即就医。

（5）腹部或肛门隐痛，肛门痉挛或失禁，可伴有无痛性的肛门出血或鲜血便，肛门排黏液，或在肛门附近有肿块，考虑为息肉或结肠癌，应立即就医。

（6）婴儿解果酱样暗红色血便，呼吸短促，呕吐物中含有黄绿色胆汁，考虑婴幼儿肠套叠，需立即就医，防止休克。一般发生在 4～11 个月的婴儿，肠套叠可以反复发生。

家庭急救

（1）对于痔疮引起的出血，大便后立即洗澡或者坐浴，把臀部擦干净，找一块干净的纱布垫在臀下横卧躺一会。出血多时把臀部抬到比心脏高的位置，这样容易止血。

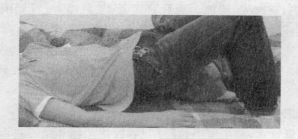

（2）而对于其他疾病引起的出血要安静卧床，减少活动，观察出血量，适当使用止血药。

（3）病人有大量便血，并出现头昏、乏力、心悸、恶心、晕厥、肢体冷感、面色苍白、心跳加快、血压降低甚至出现烦躁不安、精神萎靡、四肢湿冷、口唇发绀、呼吸急促、意识模糊、尿量减少，需立刻拨打 120 叫救护车，进行急救。

血　尿

血尿是指尿中红细胞异常增多，尿液呈血样或淡红色（洗肉水样），甚至有血凝块。常见的病因有尿路感染、结石、肿瘤、损伤，血尿可能是严重病变的首发症状，应予以重视。

主要表现

（1）肾区疼痛：①肾区绞痛伴放射痛是肾、输尿管结石的特征；②伴有高血压，可能为肾动脉栓塞；③伴有脉搏细弱、血压低，可能为肾动脉瘤破裂、肾破裂；④腰部酸痛且伴有乏力多为肾小球肾炎；⑤持续的钝痛或胀痛常为多囊肾。

（2）输尿管部位疼痛或绞痛：表现为腹部阵发性绞痛并向会阴部放射，常为输尿管结石、血块或异物阻塞；外伤后出现血尿伴绞痛，为泌尿系统损伤。

（3）膀胱刺激征：常为尿路感染或结石，表现为排尿时疼痛及耻骨上会阴部钝痛，结石时可伴有尿流中断、鲜血尿、排尿困难。

（4）发热：有寒战、腰痛为急性肾盂肾炎、肾脓肿、肾周围脓肿或全身感染性疾病；持续低热可能是泌尿系统结核或肿瘤。

（5）水肿、高血压、少尿：常为肾小球肾炎、高血压肾损害。

家庭急救

（1）卧床休息，尽量减少剧烈的活动。

（2）大量饮水，减少尿中盐类结晶，加快药物和结石排泄。肾炎已发生水肿者应少饮水。

（3）慎用导致血尿的药物，尤其是已经有肾脏疾病的人。

（4）泌尿系结石常可引起剧烈腰痛、腹痛，可口服颠茄片、山莨菪碱（654－2）、阿托品以解痉止痛。

血尿病因复杂，有时病情很严重，应尽早去医院检查确诊，对症治疗。

哮喘发作

哮喘是一种慢性呼吸道疾病，可引起胸部紧闷感及呼吸困难。每次哮喘发作可因各种因素单纯或合并作用引起。过敏是首位的病因，$50\% \sim 90\%$的哮喘病人有过敏症，最常见的过敏原或致敏物质是花粉、草类、灰尘、真菌、烟草和动物皮毛，其他如苯、汽油等。肺部感染也可以引发哮喘，其他诱发因素包括运动、精神紧张、环境因素（如空气污染）等。

主要表现

反复发作伴有喘鸣的呼气性呼吸困难，胸部紧闷感增加但相对不痛，咳嗽有时气短，呼吸时能听到喘息音或哨笛音。严重时气憋、甚至窒息感,呼气费力,说话都困难,鼻翼扇动、伴有喘鸣、大汗、烦躁不安;肋间皮肤内陷、口唇或指端皮肤灰白青紫等。由于过敏性因素引起的哮喘会出现鼻腔、眼睑先发痒,流泪,频频打喷嚏、流鼻涕、干咳。

家庭急救

(1)哮喘初次发作的病因不易识别,急救时需对症处理,缓解症状。如能找到诱因,应先去除诱因。另外,支气管哮喘病人应尽量避免接触相应的过敏原。

(2)哮喘发作时,一般可采取以下措施:使病人保持坐位或半坐位安静休息,消除紧张情绪,最好吸氧,缓解缺氧,有哮喘病史者应立即吸入手边备用的气喘喷雾剂(通常是沙丁胺醇气雾剂)。

(3)也可口服支气管扩张剂包括氨茶碱、甲基肾上腺素、特布他林。病情严重者可口服类固醇,如泼尼松片,药物应在 15 分钟内起效,并慢慢呼吸,同时使用喷雾剂型。第一小时内每隔 20 分钟 1 次,每次 2～4 喷。如果仍然无效,面色青紫,出冷汗,可拨打 120 急救电话,请急救医生前来救治,待病情稳定后,再护送病人到医院就诊。

(4)注意不要让病人躺下,在病者昏迷不醒时,如发生呼吸、心搏骤停,则马上进行心肺复苏。

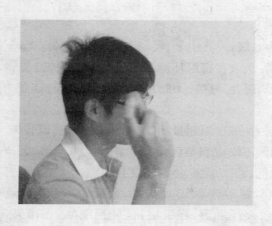

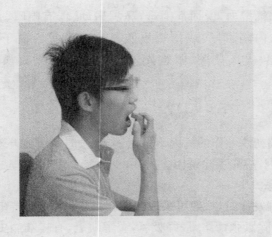

中　暑

中暑是指人体在高温环境中,由于水和电解质丢失过多,散热功能衰竭引起的以中枢神经系统和心血管功能障碍为主要表现的热损伤性疾病。夏季人们在户外活动、运动中,如不注意防暑降温,很容易发生中暑,尤其是年老体弱者。

主要表现

中暑分为3级:先兆中暑、轻症中暑、重症中暑。

先兆中暑:病人在高温环境工作或生活一定时间后,出现口渴、乏力、多汗、头晕、眼花、耳鸣、头痛、恶心、胸闷、心悸、注意力不集中,体温正常或略高。

轻症中暑:一般皮温超过 39℃、瞳孔缩小、意识丧失。出现面色潮红或苍白、烦躁不安或表情淡漠、恶心呕吐、大汗淋漓、皮肤湿冷、脉搏细数、血压偏低、心率加快、体温轻度升高。

重症中暑:热衰竭时出现头晕、眩晕、头痛、恶心、呕吐、脸色苍白、皮肤湿冷、大汗淋漓、呼吸增快、脉搏细数、心律失常、晕厥、肌痉挛、血压下降甚至休克。

家庭急救

1. 轻症和先兆中暑

中暑应以预防为主，一旦发现中暑先兆或中暑表现，应立即将病人移到通风、阴凉、干爽的地方，给病人降温，用凉的毛巾敷前额和躯干，可在病人头部、腋下、腹股沟用冰块冷敷或可用乙醇（酒精）、冰水或冷水进行全身擦拭后用扇子或电扇吹风，加速散热或放置空调房间降温，反复监测体温直至降到 38℃ 以下。病人意识清醒时，可给一些清凉饮料，在补充水分时，可加入少量盐或小苏打。可服用人丹、藿香正气水等药物治疗。

2. 重症中暑

将病人移至清凉处，让病人躺下或坐下，并抬高下肢。

（1）降温：先用凉的毛巾敷前额和躯干，再用湿的大毛巾床单等将病人包起来，用电风扇，有带凉风的电吹风使其降温。对重症中暑病人，必要时可将病人全身除头部外浸在 4℃ 的水浴中，降温效果迅速。

（2）清热解毒：每日 3～4 次服用以下药物：人丹、十滴水、解暑片。人丹 10～20 粒；十滴水 4～5 毫升；解暑片 1～4 片，并同时用清凉油、风油精外擦额头处。如病人神志清楚，呼吸及吞咽均无困难，可以让其喝盐水及冰镇饮料；病人若已失去知觉，可指掐人中、合谷等穴，使其苏醒；若病人呼吸停止，应立即实施人工呼吸。对于重症中暑病人，必须立即送医院诊治。

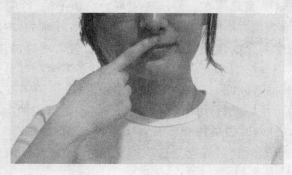

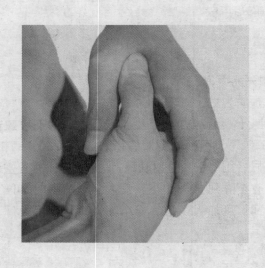

溺　水

　　溺水是指大量水液被吸入肺内,引起人体缺氧窒息的危急病症。多发生在夏季时的游泳场所、海边、江河、湖泊、池塘等处。

　　主要表现

　　溺水者主要是气管内吸入大量水分阻碍呼吸,或因喉头强烈痉挛,引起呼吸道关闭、窒息死亡。溺水者表现为意识不清、呼吸、心跳微弱或停止。一般表现为不同程度的低体温、四肢冰冷、寒战、皮肤发绀、面部肿胀、双眼结膜充血、口鼻充满泡沫或杂质。轻者呼吸加快、咳嗽;重者剧烈呛咳、咳血性泡沫痰、出现肺水肿,更甚者发生呼吸窘迫综合征。胃部明显扩张、腹部肿胀、寒战,可有癫痫样发作,烦躁不安,言语或视力障碍,尿液可呈橘红色,可出现少尿和无尿,甚至出现神志不清,呼吸心跳停止。溺入海水者可伴有口渴感,以及头、颈部损伤;溺入污水池、粪坑和化学物储存池时,除淹溺造成的窒息外,还伴有相应的皮肤、黏膜损伤和全身中毒。

家庭急救

（1）当发生溺水时，不熟悉水性的可采取自救法：除呼救外，取仰卧位，头部向后，使鼻部可露出水面呼吸，呼气要浅，吸气要深，此时千万不要慌张，不要将手臂上举或乱扑动，而使身体下沉更快。

（2）救助方法：不要盲目下水救人，可在岸上使用绳子、长竹竿给溺水者或抛出绳索或救生圈给溺水者。水性好的人救护溺水者，应迅速游到溺水者附近，观察清楚位置，从其后方出手救援。或投入木板、救生圈、长杆等，让落水者攀扶上岸。

（3）溺水者被救上岸后，应将其仰卧放于平地上，在5～10秒内迅速判断其心跳呼吸情况，并及时清理口腔内的淤泥和异物。

（4）若其溺水半小时以内且尚有呼吸心跳，应将溺水者头部偏向一侧，采用吹2口气做30次胸外按压的人工呼吸和胸外按压方法施救。若溺水者已无呼吸心跳，应将其头部后仰，抬起下颌，再如上述方法施救。帮助伤者开放气道，助其呼吸。如果溺水者神志清楚，轻声呻吟，只需脱去其湿透的衣裤，注意保暖，口服温水。

（5）所有溺水者必须接受治疗，任何水进入肺都会引起发炎，即使溺水者当时看起来恢复，也需要拨打120叫救护车，因为数小时后其呼吸道就会肿胀。另外，溺水者由于体温过低也需要治疗。

电 击 伤

电击伤也称为触电，是一定量的电流通过人体引起的机体损伤和功能障碍，电流能量转化为热量还可以造成电烧伤，雷击是特殊情况下的电击。

电击损伤程度与电流强度、种类、高低、通电时间、电流途径有关。电流可造成组织损伤，也可以引起心搏骤停，通过脑干导致中枢神经麻痹、呼吸暂停。由于对安全用电认识不足，触电意外事故在日常生活中时有发生，如电器开关漏电、电线年久失修、违章布线，以及高压线落下导致人受电击。

主要表现

轻者在电击后感觉肌肉收缩、四肢麻木或震颤,惊恐、面色苍白、头痛、头晕、心悸等,个别发生晕厥。重者被击倒在地,意识不清,胃肠道出血,可能心跳停止,如不及时救护,会很快死亡。高压电击的严重烧伤常见于电流进出的部位,皮肤入口灼伤比出口严重,进口与出口可能不止一个。电击伤的特点是皮肤的创面很小,而皮肤下的深度组织损伤却很广泛。血管壁的损伤造成多发性栓塞、坏死;胸壁的电击伤可深达肋骨而致气胸;胸壁损伤可致内脏坏死或穿孔。触电时肌肉强直性收缩可导致骨折或关节脱位。电烧伤是Ⅲ度烧伤,烧伤部位发白或发黑。电击后人体吸附在电器上,若突然断电有可能导致摔伤,发生脊椎骨折。

家庭急救

(1)应在第一时间切断电源,或用绝缘物品挑开或切断触电者身上的电线、灯、插座等带电物品。绝缘物品有:干燥的竹竿、木棍、扁担、擀面杖、塑料棒等。急救者站在绝缘的物体上(如胶垫、木板等),穿绝缘的鞋,如塑料鞋、胶底鞋等。注意:救助者身体不能接触触电者,要在确认自己无触电危险后再进行救护。

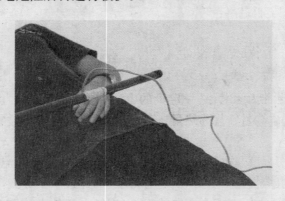

(2)触电者脱离电源后,立即将其抬至通风较好的地方,解开触电者的

衣扣、裤带,轻度触电者在脱离电源后,应就地休息1～2小时再活动。电击伤最容易造成心搏骤停和呼吸停止,发生上述情况,马上进行心肺复苏。可以用干净纱布或清洁布包扎烧伤伤口,处理外伤。立即呼叫120,送伤者去医院。

低 血 糖

低血糖是指血浆葡萄糖浓度降低至2.8毫摩/升以下,中枢神经系统因葡萄糖缺乏所致的临床综合征。低血糖者出现自主神经兴奋的症状,持续严重的低血糖将导致昏迷,可造成永久性脑损伤,甚至死亡。

主要表现

虚弱、饥饿感、乏力、多汗或冷汗、皮肤苍白或灰白、焦虑、颤抖、颜面及手足皮肤感觉异常、皮肤湿冷、心动过速、手脚刺麻感。同时会有中枢神经系统症状,出现大汗、头痛、头晕、视力模糊、瞳孔散大、精细动作障碍、行为异常和嗜睡,严重者出现癫痫样发作、意识障碍、行动不协调直至意识丧失、抽搐或昏迷。

家庭急救

给病人进食糖水、糖块、巧克力或其他甜食。有时低血糖来得迅猛,病人很快就昏迷了,根本无法自救,需要他人的救助。所以,糖尿病病人应告诉自己的家属、朋友,熟悉低血糖的表现和急救知识。另外,要随身携带一张卡片,一旦发生低血糖昏迷,可以尽快得到他人的救助。

预防

正常人应每天保持早餐正常,不要空腹去上班、上学。

糖尿病病人请医生制定合适的药量,不可随便加量,定量进餐,定时定量运动,禁忌饮酒,经常监测血糖。合用其他药时,应了解有无降血糖或掩盖低血糖的作用。服用磺脲类降糖药和注射胰岛素的病人,平时随身携带一些甜食。

鼻 出 血

　　鼻出血又称鼻衄，多因鼻腔病变引起，也可由全身疾病（如血液病、高血压病、药物中毒）所引起，偶有因鼻腔邻近病变出血经鼻腔流出者。鼻出血多为单侧，亦可为双侧。可间歇反复出血，亦可持续出血。出血量多少不一，轻者仅鼻涕中带血，重者可引起失血性休克。反复出血则可导致贫血，多数出血可自止。

主要表现

　　鼻出血大多数是因鼻子受到撞击或打喷嚏、挖鼻孔、擤鼻子造成鼻腔毛细血管破裂所致。鼻部外伤、气压变化、鼻腔疾病（鼻黏膜糜烂、息肉、鼻炎）、代偿性月经、高血压病、血液病（如血小板减少症）、药物中毒、维生素缺乏、内分泌失调也可引起。如果头部受伤而引起鼻出血，常是稀薄和水样的血，这是脑脊液从大脑周围流出所致鼻血。少量流血，呈滴状，大量出血，可能堵塞鼻孔影响通气，并经咽喉流入食管、胃等。短时间内反复、大量流血，可出现头晕、眼花、乏力和出汗等症状。

家庭急救

　　在急救时，有种错误做法是将头向后仰，鼻孔朝上，但实际血还是继续向内流入喉咙，从而引起呕吐。故应该保持头前倾，不要将头后仰，让病人用嘴呼吸，用拇指或示（食）指紧按住出血一侧的鼻翼数分钟，如果病人不能这样做，帮助他采取这样的措施。或采用棉球、纱布卷填塞流血的鼻孔止血，张口呼吸，用冷水浸湿过的毛巾、冰袋敷于前额或颈后，减少出血。告诉病人不要讲话、吞咽、咳嗽、吐口水或擤鼻子，以免妨碍血液凝结。10 分钟后不用再按鼻子，如果其鼻子仍在流血，再次按压鼻子 10 分钟。如果病人鼻出血超过 30 分钟，应将其送往医院,若流鼻血反复多次发作,且原因不明,应及时去医院做进一步检查。

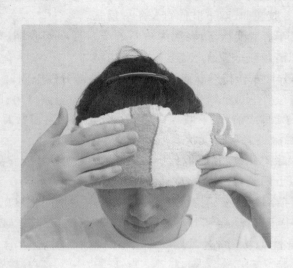

癫痫发作

癫痫是一种由多种病因引起的慢性脑部疾病,以脑神经元过度放电导致反复发作性和短暂性的中枢神经系统功能失常为特征。

主要表现

1. 惊厥性癫痫持续状态

发作时以全身或局部肌肉抽搐为主。根据发作形式可分为:

(1)全身强直-阵挛持续状态:或称大发作持续状态,是最常见的一种类型。临床表现为强直-阵挛连续反复出现,间歇期意识不恢复,由于连续反复发作,症状逐渐加重,发作时间延长,间歇缩短,昏迷加深。

(2)阵挛性癫痫持续状态:指一开始即有长时间阵挛发作而不伴强直,阵挛呈不对称性和无节律性,伴意识障碍。

（3）强直性癫痫持续状态：多有强直-阵挛性发作、失神发作或脑发育不全病史。主要表现为强直性发作而无阵挛，强直可呈伸展、屈曲状，常见双上肢屈曲、双下肢伸直及角弓反张。

（4）肌阵挛持续状态：表现为短暂的全身性肌肉收缩，频繁而重复发作。意识清楚或呈蒙眬状态。

（5）部分性发作持续状态：也称为持续性部分性癫痫。表现为某一组肌群的持续阵挛或肌阵挛性抽动，常见部位为一侧口角、眼睑、面部、拇指（趾）、手、脚或前臂、下肢等，持续数小时、数天甚至数月。

2. 非惊厥性癫痫持续状态

以意识障碍和（或）精神行为异常为主要表现，可为癫痫的首发症状。常见以下两类：

（1）复杂部分性癫痫持续状态：临床表现为不同程度的意识障碍、凝视、语言中止、自动症和各种精神症状。常有面部阵挛或抽动，亦可进展为全身性惊厥发作。可持续数小时、数日甚至数月，其间可有波动。

（2）失神癫痫持续状态：多见于 10 岁以内患儿。发作时呈不同程度的持续性蒙眬状态或仅有思维和反应变慢，严重意识混沌时则缄默不语、少动、定向力丧失，感觉、思维、记忆、认知等均有障碍，可有各种自动症表现，发作后不能回忆。持续数小时、数日、数月不等。

家庭急救

（1）先使病人仰躺，留意不要放枕头，将缠有纱布的筷子、牙刷柄或压舌板放入病人上下牙床中间，避免发作时病人咬伤自己的舌头。

（2）抬起病人下颌，建立一个通畅的呼吸空间。

（3）将病人衣领松开，并将其头歪向一侧，使其口中分泌物能顺畅流出，降低病人将分泌物吸入肺部的危险。

（4）不可强行按压病人抽搐的身体，以免骨折及脱臼。不要强行给病人喂水。

（5）如出现癫痫持续状态，应及时送医院治疗。

（6）可以按压人中、涌泉、足三里、合谷等穴位。

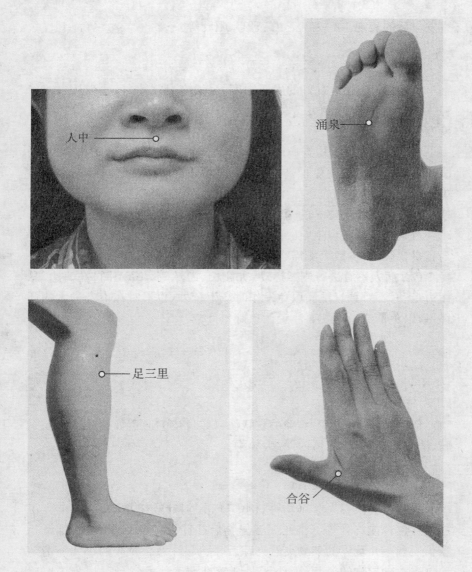

人中

涌泉

足三里

合谷

（7）充分掌握病人发作的诱因、场所、发作时间、发作先兆、持续时间等。严密观察发作时的特点，主要观察是以抽搐为主，还是以意识丧失为主，以及抽搐部位、有无大小便失禁、咬破舌头和外伤等。同时观察发作后的表现,如头痛、乏力、恶心、呕吐等。

预防

（1）病人应建立良好的生活制度,生活应有规律,可适当从事一些轻体力劳动,尽量避免疲劳、压力过大、睡眠不足、饮酒和吸毒等容易诱发发作的因素。

（2）家属要督促检查病人按时按量、准确无误地服药,防止少服、漏服和多服。不可随便更换药物和剂量,无论是增加还是减少药物或是更换药物的品种,均应在医生指导下进行。应坚持较长时间的治疗,长期离家时确保带足够量的药物。癫痫完全控制后,才可考虑逐渐停药,减药过程也需 1 年以上,切忌短期或突然停药,病程越长,剂量越大,停药越是要缓慢,少数可能需终身服药。

（3）病人不宜进行剧烈运动,如爬山、游泳等,不宜独自在河边、悬崖边走动,不宜独自洗澡以免发作时产生意外,也不宜在声音过大的环境里,以免情绪激动。要注意休息避免过劳。

异物入体

任何物体,无论大小,经由皮肤伤口或身体的通道如耳朵、鼻子、眼睛、消化道、气道进入体内,称为异物。

吞入异物

儿童常会误吞一些小物件,例如硬币、别针或纽扣等,而成年人可能误吞鱼骨或鸡骨等。小儿误吞异物后往往无特殊临床表现,常常是家长发现小儿玩弄的某物突然失踪后才引起注意。较大的小儿能清楚地叙述吞食异物的过程,但小婴儿则较难准确地发觉,所以,为了明确消化道异物的性质与部位,一般均需做 X 线摄片及其他检查。特别应当注意的是,许多误吞异物不能被 X 线显影,如塑料、玻璃制品等,所以 X 线检查阴性时,亦应提高警惕。如果异物是光滑、圆形的,极可能从大便中排出。小儿像平时一样正常饮食,家长应仔细观察小儿的大便(至少3天),即嘱小儿每次大便于痰盂或盆内,用水将大便冲散稀释,从大便沉渣中去寻找异物。如果异物是尖锐的,如别针、发夹等,则要吃蔬菜(如韭菜、韭芽)将异物包裹住,避免异物损伤胃肠道黏膜并随大便排出。如果咬断了体温表将水银吞入,因水银有毒,需急送医院处理。

当吞入异物后,异物很快随食管下行,哽噎难受,尖锐的物件可能伤害食管、胃黏膜,造成局部疼痛、烧心、反酸;细小圆滑的物件虽然不易造成损伤,但会引起恐慌。一般来说,只要异物顺利通过消化道内两处最狭窄的部位——幽门及回盲部,均能随大便自然排出,少数异物可在幽门、十二指肠、回盲部嵌顿,时间过长可发生局部炎症、溃疡、出血及穿孔等并发症。此时,则应手术探查,取出异物。

家庭急救

检查气道是否通畅,需要及时处理呼吸道阻塞,只要意识清楚,呼吸、脉搏、活动正常,安慰伤者,观察病情变化,及时拨打120叫救护车,牢记不要给伤者喂食、饮水。

附:鱼刺卡喉处理方法

鱼刺卡喉后,首先要保持镇静,初步确定是否真有鱼刺卡喉。可试咽唾液几次,进行确定。因为有时进食过快,鱼刺可擦伤黏膜,造成一种鱼刺卡喉的假象。较小的鱼刺,有时随着吞咽,自然就可滑下去了。如果感觉刺痛,可用手电筒照亮口咽部,用小勺将舌背压低,仔细检查咽峡部,主要是喉咽的入口两边,如果发现刺不大,扎得不深,就可用长镊子夹出,对较小的细刺,也可用食醋含漱,效果也较为理想。较大的或扎得较深的鱼刺,无论怎样做吞咽动作,疼痛不减,喉咙的入口两边及四周如果均不见鱼刺,就应去医院。当鱼刺卡咙时,千万不能囫囵吞咽大块馒头、烙饼等食物,这样不恰当的处理,不仅无法把鱼刺除掉,反而可能使其刺得更深,更不易取出,严重时会导致感染发炎。

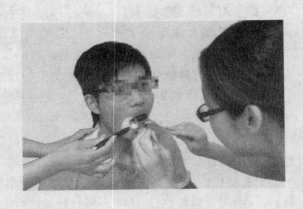

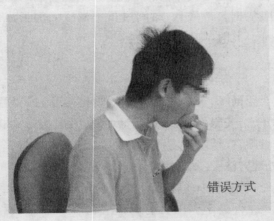

错误方式

预防

(1) 3 岁以下小儿尽量不吃花生仁、瓜子、玉米、豆粒等小颗粒食品,如吃时一定要有大人精心照管。

(2) 教育孩子安静进食,吃东西时不逗其嬉笑。吃饭时不处理行为问题,避免孩子啼哭,当孩子哭闹时,不可往其嘴里塞食物。

(3) 不可强迫喂食。

(4) 成年人进食有骨头的食物要特别小心。

异物入眼

日常生活中，很多人都有过"迷眼"的经历，轻则异物可自行排出，不出现明显症状，重则有眼痛、烧灼感、流泪、眼睛发红、对光敏感、眼部感觉有异物、视力减退等。如果异物附着在角膜（俗称黑眼球）上，可损伤角膜，导致角膜炎甚至虹膜睫状体炎；如果异物附着在结膜（俗称眼白）上，处理不当则常会造成角膜划伤和结膜炎。

家庭急救

发生"迷眼"后，许多人的第一反应就是揉眼，或者是让别人用嘴向眼内吹气，试图将异物吹走。这两种做法都有不妥之处，因为眼球表面的角膜就像一层晶莹剔透的玻璃，异物进入眼内，一般是先附在角膜上，当感到疼痛和睁眼困难时，用手去揉擦的结果是使原本光滑的角膜被带棱角的异物磨出一道道痕迹，不但看起东西来模糊不清，而且感觉更不舒适。另外，揉擦时如果手上的细菌污染了眼睛还会引起发炎，而向眼内吹气，往往不但不能将异物吹走，还可能将口腔内的细菌吹入眼内，加大了眼睛受感染的风险。

不同异物"迷眼"，处理方法各异。另外，特别提醒戴隐形眼镜的人群，无论是什么东西"迷眼"，一定要把隐形眼镜摘掉，进行彻底清洗，同时清洗眼睛。

（1）普通异物"迷眼"处理原则：闭眼催泪冲出异物。若是小沙子或灰尘之类的普通异物"迷眼"，先冷静地闭上眼睛休息片刻，用两个手指轻轻将上眼皮向前提起（如果是小孩应先将其双手控制住，以免其揉擦眼睛），等到眼泪大量分泌，不断夺眶而出时再慢慢睁开眼睛眨几下，多数情况下，大量的泪水会将眼内异物自动地"冲洗"出来。如果泪水不能将异物冲出，可准备一盆清洁干净的水，轻轻闭上双眼，将面部浸入脸盆中，双眼在水中眨几下，这样会把眼内异物冲出。也可请人将患眼撑开，用注射器吸满冷开水或生理盐水冲洗眼睛，或用杯子盛水冲洗眼睛。如异物不能去除，可请他人洗净手后将病人的上、下眼皮分别翻开，找寻异物，然后用消毒棉签轻轻将其擦除。在此操作过程中，注意千万不要擦角膜,也就是黑眼球,因为角膜的感觉十分灵敏,一接触它就会引起眼球的转动或闭眼反射,异物很难取出,反而容易擦伤角膜。而且,角膜上没有血管,一旦感染,恢复很慢,所以角膜异物需及时取出且一定要保证严格的无菌操作,否则容易引起角膜炎甚至角膜溃疡,实在没把握的话应及时到医院找专科医生进行处理。

(2)化学物品"迷眼"处理原则:要及时正确洗眼,如果是烧碱、硫酸等具有强烈腐蚀作用的化学物品不慎进入眼睛,可对角膜和眼内组织造成严重的损伤,出现这种意外时现场救治是治疗的关键,如果不做任何处理就急着去医院找医生的话,往往失去救治的最佳时机,造成不可挽回的后果。

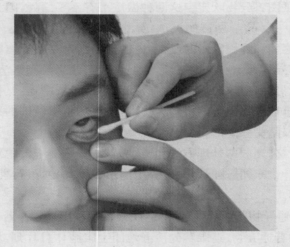

在现场急救中,及时正确的冲洗是避免视力损伤的首要保证。发生此类情况时,建议立即就近寻找清水冲洗受伤的眼睛,越快越好,此时早几秒钟和晚几秒钟,其后果会截然不同。因此,对于水质的选择不必苛求,凉开水、自来水、河水都可以,不能因为寻找最理想的水质而延误时间。如果附近有自来水的,可将受伤眼一侧头向下方,用手指扒开眼皮,用水冲洗,尽量使进入眼内的腐蚀性化学物品全部冲出。如果可以找到一盆水,伤者应立即将脸浸入水中,边做睁眼闭眼运动,边用手指不断开合上下眼皮,同时转动眼球使眼内的化学物质充分与水接触而稀释,并让在旁帮助的人再打来一盆水以更换清洗,洗眼时用水量一定要足够多,绝不可因冲洗时眼部的不适而半途而废,在冲洗完毕后,还应立即去医院接受眼科医生的检查和治疗。但是,如果生石灰进入了眼内,则千万不可直接用水冲洗。因为生石灰遇水会生成腐蚀性更强的熟石灰,同时产生大量热量,会加重对眼睛的伤害。正确的处理方法是,用棉签将生石灰粉蘸出,然后再用清水冲洗,冲洗后不要忘记去医院接受检查和治疗。

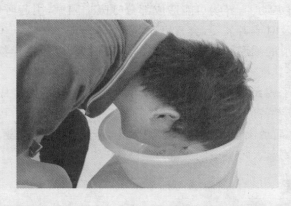

如果上述方法都无效,可能是异物陷入眼组织内,应立即到医院请眼科医生取出,千万不要用针挑或用其他不洁物擦拭、挑剔,以免损伤眼球,导致眼睛化脓感染。异物取出后,可适当滴入一些眼药水或眼药膏,以防感染。如果较大的异物插入眼球,绝对不可尝试取走,因为眼球内的液体会被挤出来,造成不可挽救的损伤。应尽快寻求医疗帮助,在运送途中最好保持仰卧。

异物入鼻

孩子或其伙伴无意中将塑料珠子、橡皮擦等放入鼻内,最初大人及孩子可能都没有注意,2～3 天后,伤者用鼻孔呼吸时可能有杂音,甚至不能用鼻呼吸,鼻子外形肿胀。如异物在鼻子内有一段时间,鼻孔可能流出有臭味或带血的分泌物。凡遇到单侧鼻塞、流出发臭、带血或脓性分泌物者,又无明确病因,应想到鼻腔有异物的可能性。如果异物被孩子吸入气管或肺部,可能造成部分呼吸道阻塞,引起呼吸困难,如果处理不够及时或者欠妥,会有生命危险。

家庭急救

如果异物很容易从鼻内取出,嘱患儿取头低坐位,一人固定头部,另一人用钩子将异物钩出。或让孩子仰卧,用手电筒照亮患鼻,如看到异物近鼻孔出口处且较软,可用镊子夹出,如异物反而向鼻腔后方移动,就不要再夹动了,异物可能造成部分呼吸道阻塞,引起呼吸困难,如果处理不够及时或者欠妥,会有生命危险。

表面光滑的圆形异物如花生仁类,不宜钳夹,以免将异物推向鼻腔深处,甚至将其推入鼻孔后而掉入气管。

如果孩子较大并能与大人配合,可叫他用一只手指堵住无异物一侧的鼻子(或者替他做),然后由有异物的一侧鼻孔擤鼻涕,可使异物松动,随着擤鼻而滑出。如果孩子年纪太小,千万不要这样做,因为这样可能反把异物吸入呼吸道的深部。

异物入耳

儿童玩耍时把物件塞入耳孔;小虫入耳,耳孔内会有异物跳动爬行感;游泳或沐浴时不慎水进入耳内。

家庭急救

(1)小虫飞入耳道,应马上到暗处,用灯或手电筒等照有虫子的耳道,虫见光会飞出来。或虫子在左耳就用手紧按右耳,反之,虫子在右耳,就用手按住左耳,以促使虫子倒退出来。

(2)小虫入耳,可滴3~5滴食油(甘油亦可)入耳,过2~3分钟,把头歪向患侧,小虫会随油淌出来。虫出后,应用清洁的棉签清洗耳道。

(3)黄柏30克,水煎浓液,过滤后同麻油混合滴耳,每日2次。用于小虫入耳内引起耳道感染痛痒者。

(4)豆、玉米、米、麦粒等干燥物入耳,不宜用水或油滴耳,否则会使异物膨胀而更难取出。

(5)沙土、煤渣等固体异物入耳内,可将患耳向下,用手轻轻地拍打另一侧耳廓,使其掉出。

(6) 铁屑入耳则可试用细条形磁铁伸入外耳道口将其吸出。

(7) 水进入外耳道则应将头偏向进水一侧,使进水一侧的耳朵向下,同侧脚单腿跳跃,水便会流出。也可用干脱脂棉签轻轻插入外耳道,在耳内转动几圈,将水吸尽。

(8) 如有咽喉充血、耳鸣、耳痛、听力下降则应去医院检查。异物进入耳道多日,或疼痛较重时,不宜延误,立即赴医院治疗。

预防

(1) 不要养成随便挖耳垢的不良习惯,因耳垢能保持耳道的适宜温度,还可防止灰尘、小虫等直接接触鼓膜。

(2) 教育儿童不挖耳,不将小物件塞入耳内。玩具要坚固,以免小零件脱落。

(3) 遇小虫等飞入耳道,会引起过响的声音,应用双手捂住耳朵,张口,以防鼓膜震伤。

(4) 游泳或洗澡时不慎耳道进水,应及时使耳道内水流出,避免引起中耳炎。

(5) 耳道内滑进小圆珠、玻璃球时,不要用钳子取,如果滑脱,反而会将异物送入耳道深部。

(6) 原有鼓膜穿孔者,不宜用冲洗法。

突发中风

中风,学名脑卒中,又称脑血管意外。脑血管疾病病人因各种诱因引起脑内动脉狭窄、闭塞或破裂,而造成急性脑血液循环障碍,临床上表现为一过性或永久性脑功能障碍的症状和体征。脑卒中分为缺血性脑卒中和出血性脑卒中。

中风的危险因素是高血压、动脉硬化、吸烟、糖尿病、高血脂症、嗜酒、药物滥用、肥胖、久坐不动的生活习惯、血液黏稠等。此病发病急、发展较快,如果没有采取有效的措施或措施不当,病情会很快恶化,危及病人的生命。

主要表现

1. 中风的先兆表现

(1) 头晕突然加重。

(2) 头痛突然加重或由间断头痛转为持续头痛。一般认为头晕、头痛多为缺血性中风的先兆,而头痛剧烈伴恶心、呕吐者则多为脑出血的先兆。

(3) 肢体麻木或半侧面部麻木或舌麻、口唇发麻。

(4) 突然一侧肢体活动不灵或无力,时发时止。

(5) 暂时或突然出现说话吐字不清,舌强硬转动不灵。

(6) 突然出现原因不明的跌倒或晕倒。

(7) 精神改变,如个性突然变得沉默寡语、表情淡漠或急躁多语、烦躁不安,或出现暂时的判断或智力障碍。

(8) 突然出现一般性视物不清或眼前黑矇,甚或一时失明。

(9) 嗜睡,整天昏昏沉沉,总想睡觉,打不起精神。

(10) 恶心、呕吐或呃逆,血压波动并伴头晕、眼花或耳鸣。

(11) 鼻出血或视网膜出血,若出血频繁或量多则常为高血压脑出血的先兆。

2. 中风的主要临床表现

每个病人的发病表现有所不同,可表现为以下的一项或几项。

(1) 意识障碍:轻者神志恍惚、昏睡,叫醒后又很快入睡。严重者突然昏迷。

(2) 肢体无力或麻木,面部、上肢、下肢感觉障碍:有蚁行感、无痛觉感。

(3) 单侧上肢或下肢运动不灵活,不能提举重物,易摔跤。

(4) 语言障碍,突然说话不利索或说不出话来;流涎。

(5) 瞳孔变化:一侧大一侧小;双侧针尖大小;两侧扩大。

(6) 理解能力下降,或突然记忆力减退。

(7) 视觉障碍,单侧眼视物不清。眼球转动不灵活。

（8）小便失禁。

（9）平衡功能失调，站立不稳。

（10）恶心、呕吐。

3. 中风危重症的识别

（1）突然昏迷，逐渐加深，血压显著升高。

（2）呕吐不止，鼾声大作。

（3）呼吸微弱，断续、叹息样呼吸，每分钟6次左右。

以上这些症状可以出现在脑出血、脑血栓形成或脑梗死病人。

家庭急救

（1）如发现病人中风不主张自行送往医院，因在转运过程中，可能由于转运方式错误或硬拖、硬拽而导致病情加重。

（2）发现病人突然发病后切忌慌乱紧张，应保持镇静，切勿为了弄醒病人而大声叫喊或猛烈摇动昏迷者。应让病人平卧，观察病人的生命体征，立即拨打120急救电话。

（3）病人出现呼吸、心搏骤停，就地给予心肺复苏，若必须移动时千万要小心。

（4）切忌对中风病人摇晃、垫高枕头、左右翻身等。

（5）不要急于从地上把病人扶起，最好2～3人同时把病人平托到床上，头部略抬高，以避免震动。其次，松开病人衣领，若病人意识清楚，可让病人仰卧，头部略向后，开放气道，不需垫枕头。失去意识的病人，应维持仰卧体位，以保持气道通畅。

（6）中风病人呕吐时，应将其头部偏向一侧，以免呕吐物堵塞气管而窒息。

（7）中风病人抽搐时，迅速清除病人周围有危险的东西，可用筷子或小木条裹上纱布垫在上下牙间，以防咬破舌头。

（8）如果病人已经意识不清，要特别注意是否合并有呼吸急促，如果病人呼吸急促或听得见呼吸或是呼吸时会发出明显的声音，可以用枕头或折叠的毛巾垫在脖子和肩膀之下，让其头向后倾，同时下巴向上挺起，这样可以减少意识不清时舌根和咽部肌肉松弛所造成的呼吸道阻塞,让呼吸更顺畅。如果有活动式假牙,要记得取出,避免其掉入咽喉,阻塞呼吸道。

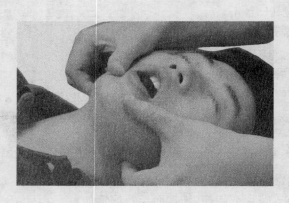

预防

(1)控制血压和血糖保持在一定范围内,遇到短暂晕厥、意识不清很快恢复的病人应立即去医院检查、治疗。

(2)重视对糖尿病、心脏病、动脉硬化等疾病的治疗,使用预防性药物治疗。

(3)坚持适当锻炼,争取控制体重。

(4)将食盐摄入量限制在每日 5 克左右,少吃甜食和动物脂肪,多吃含钾食物、鱼类、豆制品、蔬菜、瓜果等,不喝烈酒,不酗酒,少喝含咖啡因的饮料。

(5)培养乐观的情绪并学会自我控制情绪,要心胸开阔,心绪宁静,保持心理健康。

(6)出现头痛尤其是突然的剧痛,如果同时有一侧肢体麻木要高度警觉。

（谢　娟　张学敏　丁旻珺　李晋峰　陆　刚　施劲东）

外　伤

软组织损伤

软组织损伤是指各种急性外伤或慢性劳损以及风寒湿邪侵袭等原因造成人体的皮肤、皮下浅深筋膜、肌肉、肌腱、腱鞘、韧带、关节囊、滑膜囊、周围神经血管等组织的病理损害。

出现软组织损伤后主要表现为受伤局部的疼痛,周围可有肿胀、出血,常常导致病人出现活动困难。主要分3个症状阶段:

(1)早期:指伤后24或48小时以内,主要表现为出血和急性炎症,损伤部位出血或皮下淤青,局部出现红肿热痛、活动困难等征象的急性炎症期。

(2)中期:指受伤24或48小时以后,此时出血已经停止,急性炎症逐渐消退,但局部仍有淤血和肿胀,此时出血开始逐渐吸收,开始组织修复的过程。

(3)后期:损伤基本修复,局部肿胀、压痛等已消失,但功能尚未完全恢复,锻炼时仍感疼痛,酸软无力,有些严重病例,由于粘连或瘢痕收缩,出现伤部僵硬、活动受限等情况。

紧急处理方法为:

(1)早期:在伤后24或48小时以内,要尽量避免活动,局部冰敷或者冷敷有助于减轻疼痛和减少出血,如果是四肢的损伤,可将肢体抬高,有助于局部肿胀的消退。

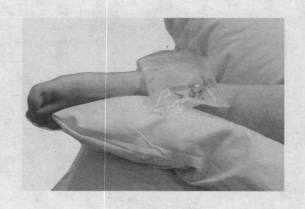

（2）中期：在伤后 24 或 48 小时以后，此时仍应减少活动，局部可以热敷促进淤血消散，同时可以辅助用一些具有舒筋活血、消肿止痛、活血散瘀、祛风散寒的药物。

（3）后期：可使用舒筋活血药物内服、外敷治疗，同时进行功能锻炼以激发机体的调节功能，促进功能恢复而达到快速治愈目的。

一、急性腰扭伤

急性腰扭伤俗称为"闪腰"，为一种常见病，多见于青壮年，多由姿势不正、用力过猛、超限活动及外力碰撞等造成软组织受损所致。

主要表现

伤后病人立即出现腰部疼痛，呈持续剧痛，腰部僵硬，弯腰及转身困难，咳嗽和打喷嚏时可诱发腰部疼痛，病人常因行走困难而需要他人搀扶。

紧急处理

一旦发生"闪腰"，可酌情选用以下几种方法：

（1）卧硬板床，腰下垫一枕头。开始时伤处冷敷，2～3 天后热敷。

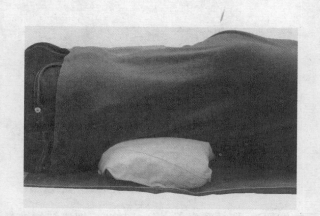

（2）按摩法：闪腰者取俯卧姿势，家人用双手掌在脊柱两旁，从上往下边揉边压，至臀部向下按摩到大腿下面、小腿后面的肌群，按摩几次后，再在最痛的部位用大拇指按摩推揉几次。

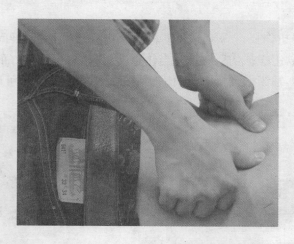

（3）背运法：让闪腰者与家人靠背站立，双方将肘弯曲相互套住，然后家人低头弯腰，把病人背起并轻轻左右摇晃，同时让病人双足向上踢，3～5分钟放下，休息几分钟再做。一般背几次之后，腰痛会逐步好转，以后每天背几次，直至痊愈。

（4）热敷法：2～3天后用炒热的盐或沙子包在布袋里，热敷扭伤处，每次半小时，早晚各1次，注意不要烫伤皮肤。

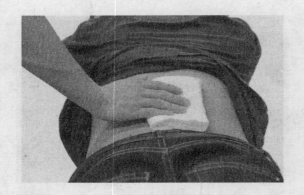

（5）药物外敷法：取新鲜生姜,将内层挖空,把研细的雄黄放入生姜片盖紧,放在瓦上焙干,把生姜焙成老黄色,放冷,研细末,撒在伤湿膏上,贴患处,痛止去药。

注意事项

急性腰扭伤要行 X 线或 CT 检查以排除腰椎骨折、椎间盘突出等情况,腰部软组织损伤后应该适当休息,因为休息也是很好的治疗。避免剧烈运动,适当做腰背肌的锻炼。早期冷敷,2～3 天后可以热敷,缓

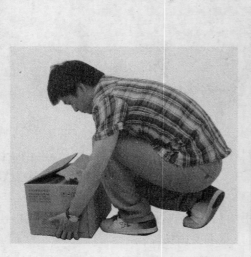

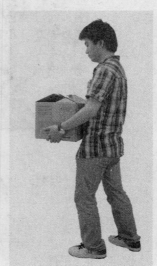

解以后也要注意,保持良好的生活习惯,防止腰腿受凉,防止过度劳累。站或坐姿势要正确,脊柱不正会造成椎间盘受力不均匀,是造成椎间盘突出的隐伏根源。提重物时不要弯腰直接提起,应该先蹲下拿到重物,然后慢慢起身。

二、肩扭伤

主要表现

有明确的外伤史,但伤力不一定剧烈,往往在做某一动作时突然发生疼痛,有时自己听到响声。肩活动受限,尤其外展外旋活动痛明显。局部肿胀较轻,很少出现瘀斑。直接外力挫伤者,可有皮肤损伤,痛肿可较重,各方活动受限。可能有肩部肌腱撕裂,导致剧烈的疼痛,肩关节活动明显困难,甚至活动肘关节时也会诱发肩关节疼痛。

紧急处理

(1)急性损伤,局部肿胀疼痛较重者,卧床休息,把肩关节垫高,手臂略向外伸;需下床活动者可佩戴肩关节悬吊带,限制肩关节和上臂的活动。

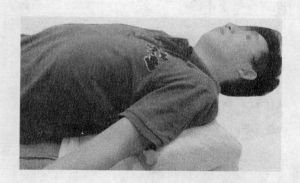

(2)冰敷:肩部冰敷或凉袋敷 15~20 分钟,每天 3 次,持续 1~2 天,有助于减轻疼痛和肿胀。用毛巾包裹冰块或冰袋,避免将冰直接放在皮肤上。

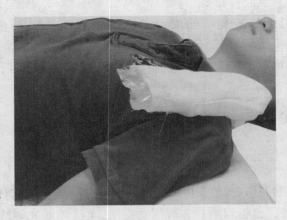

（3）药物止痛：如果肩部疼痛明显，可选用布洛芬或阿司匹林消炎镇痛。

注意事项

肩关节扭伤后，若疼痛明显，关节活动明显困难，伴有肩关节外侧的压痛，应至附近医院就诊，拍摄 X 线片以明确有无肩关节周围骨折。急性期肿胀消退后，若仍有肩部疼痛及活动困难应至医院骨科就诊，必要时做磁共振检查，以明确有无肩关节周围韧带撕裂。如存在肩关节韧带撕裂，可能需要行手术治疗。

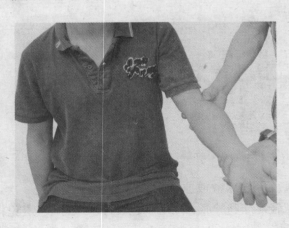

本病治疗不当或治疗不彻底,可遗留肩关节粘连、疼痛及活动受限。急性期过后,可在家人的协助下进行被动的肩关节功能锻炼,防止肩关节粘连和僵硬。具体方法由家人一手扶肘关节,一手扶在腕部,缓慢的前后及向外活动肩关节,以不引起肩关节疼痛为度,逐渐加大活动范围。

三、足踝扭伤

足踝扭伤,俗称"崴脚",是人们在生活中经常遇到的事情。多由于行走在不平的地上,或者踩空之后踝部内外侧剧烈的牵拉导致关节周围的肌肉、韧带甚至关节囊撕裂,出现疼痛、肿胀和跛行的一种损伤。

主要表现

(1)早期肿胀疼痛:因为局部的韧带和关节囊上的小血管破裂出血与渗出的组织液在一起会形成血肿,踝部周围明显肿胀和淤青,踝关节内外方向活动时疼痛明显。

(2)中晚期肿胀,活动功能受限:损伤的中后期,有时候由于周围血肿吸收不良,导致关节疼痛消失,肿胀却依然存在,并且可能出现周围软组织粘连,关节活动功能受限。

紧急处理

(1)早期处理:以消肿止痛为主。受伤后应避免活动,尽量卧床休息。在足部垫枕头抬高下肢有助于肿胀消退。不应该使劲揉搓,热敷洗烫,因为这样处理势必会加速出血和渗液,甚至加重血管的破裂,以至于形成更大的血肿,使受伤部位肿上加肿,痛上加痛。一般崴脚后如果损伤轻微,无骨折迹象,应在 24 小时内冷敷,以减少出血,减轻局部的疼痛和肿胀。疼痛明显时,可口服芬必得、阿司匹林等止痛。踝部扭伤时容易导致踝关节周围骨折,因此,必要时应及时到医院就诊,拍 X 线片做进一步检查。

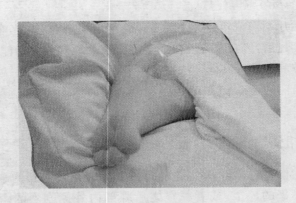

（2）中晚期处理：以消肿、功能恢复为主。度过急性期以后，适当热敷，可以消肿化瘀，促进局部的血液循环，可以轻柔地按摩，促进软组织愈合恢复，避免剧烈活动，但也要避免一动不动，要让踝关节有一个缓慢的康复训练的过程，避免以后出现两种极端的情况，一种是恢复不良，形成习惯性的崴脚；另一种是踝关节僵硬，关节功能受限。

在上述治疗原则的基础上，可辅以活血化瘀的药物，以进一步促进恢复。

注意事项

足踝部肌肉较薄弱，不能有效保护踝关节，扭伤时常导致肌腱及关节囊的撕裂，甚至骨折。因此，踝部扭伤后应至医院就诊，拍 X 线片排除骨折，急性期过后若踝关节仍有疼痛，行走时容易崴脚，那么应进一步做磁共振，明确是否有韧带和关节囊的撕裂，如果有撕裂，需要进一步行手术治疗，以免恢复不良，形成习惯性的崴脚。

骨　折

主要表现

1. 全身表现

（1）休克：骨折所致的休克主要是出血，特别是骨盆骨折、股骨骨折和多发性骨折，其出血量较大，严重者可达 4 000 毫升。有的骨折，如骨盆骨折，虽然没有伤口，但是可出现严重的内出血而导致休克。

（2）发热：骨折后一般体温正常，出血量较大的骨折，如股骨骨折、骨盆骨折，血肿吸收时可出现低热，但一般不会超过 38℃。

2. 局部表现

（1）骨折的一般表现：为局部疼痛、肿胀和活动困难。

（2）骨折的特有体征：①畸形；②异常活动；③骨擦音或骨擦感。具有以上 3 个骨折特有体征之一者，即可诊断为骨折。

（3）注意：有些骨折如裂缝骨折和嵌顿骨折，可不出现上述 3 种骨折特有体征，应常规拍 X 线片检查，以便确诊。

紧急处理

（1）止血包扎：开放性的骨折可有出血，出血不严重的话可以用无菌的纱布压迫，即可起到止血的作用。如果出血较多，纱布压迫效果不佳时，可采用止血带进行止血。若有骨头突出皮肤表面，不应试图将突出的骨头挤回去，因为可能导致感染，应用无菌的纱布进行包扎。

（2）固定：骨折发生后，应当迅速使用夹板固定患处。如果不固定，骨折部位发生移动，有可能造成神经、血管损伤。但是，骨折时，由于局部有内出血而不断肿胀，所以不应固定过紧，尤其是前臂和小腿，不然会因肿胀压迫血管引起缺血。固定方法可以用木板附在患肢一侧，在木板和肢体之间垫上棉花或毛巾等松软物品，再用带子绑好。松紧要适度。木板要长出骨折部位上下两个关节，这样才能彻底固定患肢。如果家中没有木板可用树枝、擀面杖、雨伞等物品代替。对于下肢的骨折，如果没有合适的物品进行固定，也可以将骨折的那条腿固定在没有骨折的腿上。

（3）迅速转运：出现骨折后，在适当的止血和固定后应迅速转运至医院进行进一步治疗。最好呼叫"120"，或者由有经验的人员协助转运，避免不适当的搬动加重骨折。

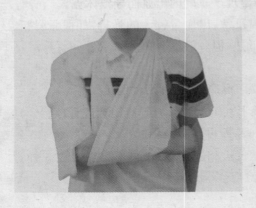
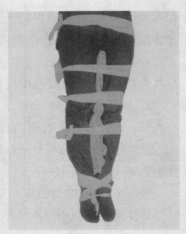

（1）骨盆、大腿骨折时，内出血可达4 000毫升以上，应注意病人有无面色苍白、出冷汗、手足湿冷，脉搏快，呼吸急促，烦躁不安或表情淡漠，脉搏细、弱、摸不清等休克情况，如有上述表现，必须立刻至附近医院就诊，进行抗休克治疗。

（2）若病人同时有其他部位的损伤，如头部、胸腹部外伤，由于这些部位的损伤可能危及生命，应优先处理这些部位的损伤，最后再处理骨折。

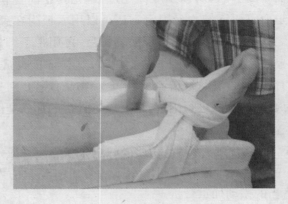

（3）包扎固定过紧也能引起神经受压损伤,造成不可挽回的后果。当用夹板、绷带固定后,每隔 30 分钟用手指插进去查看一下,以确认是否松紧适当。

关节脱位

关节脱位又称脱臼,是指组成关节各骨的关节面失去正常的对合关系。

主要表现

1. 一般表现

（1）疼痛明显,伤后即可出现关节周围的疼痛,疼痛剧烈,呈持续性。

（2）肿胀:因出血、水肿使关节明显肿胀。

（3）功能障碍:关节脱位后结构失常,常表现为关节固定,不能活动。

2. 特殊表现

（1）畸形:关节脱位后肢体出现旋转、内收或外展和外观变长或缩短等畸形,与健侧不对称。关节的正常骨性标志发生改变。

（2）弹性固定:关节脱位后,未撕裂的肌肉和韧带可将脱位的肢体保持在特殊的位置,被动活动时有一种抵抗和弹性的感觉。

（3）关节盂空虚:最初的关节盂空虚较易被触知,但肿胀严重时则难以触知。

（4）X 线检查:关节正侧位片可确定有无脱位、脱位的类型和有无合并骨折,防止漏诊和误诊。

紧急处理

一旦发生关节脱位,应让病人受伤的关节固定在病人感到最舒适的位置。由于脱位时间越长,复位就越困难,所以应尽可能在进行妥善固定后,迅速就医。值得注意的是,在为病人脱衣服时,应先脱健康一侧的,再脱受伤一侧的,穿衣服时则反之。

注意事项

（1）关节脱位的治疗三步骤包括复位、固定、功能锻炼。

（2）复位以手法复位为主,时间越早,复位越容易,效果越好。但应由有经验的专科医生进行复位。复位后,将关节固定在稳定的位置上,使受伤的关节囊、韧带和肌肉得以修复愈合。固定时间为2～3周。固定期间,应经常进行关节周围肌肉的舒缩活动和患肢其他关节的主动运动,以促进血液循环消除肿胀,避免肌肉萎缩和关节僵硬。

（3）对本病的预防最主要的是要加强劳动保护。体育锻炼前应做好充分的准备动作。对儿童应避免用力牵拉上肢以免造成桡骨小头半脱位。

烧伤和烫伤

一、热力烧伤

由热力所引起的人体皮肤及深层组织的损伤统称为烧伤或烫伤,如火焰、热液、热蒸汽、热金属等所导致的损伤。

主要表现

1. 烧烫伤深度的识别

通常采用三度四分法,即分为Ⅰ度、浅Ⅱ度、深Ⅱ度及Ⅲ度。

（1）Ⅰ度:损伤最轻,烧烫伤皮肤发红、疼痛、明显触痛、有渗出或水肿。轻压受伤部位时局部变白,但没有水疱。

（2）浅Ⅱ度:损伤皮肤出现大水疱,水疱壁薄,去除表皮见基底部湿润,呈淡红色并有疼痛和感觉过敏。

（3）深Ⅱ度:损伤皮肤无水疱或小水疱,水疱壁厚,去除表皮见基底微湿,苍白混杂有红色小点,干燥后出现网状血管栓塞,创面疼痛较轻,感觉迟钝。

（4）Ⅲ度:损伤最深,损伤皮肤表面发白、变软或呈黑色、炭化皮革状,失去弹性,创面干燥,呈蜡白或焦黄。干燥后出现树枝状血管栓塞,痛觉消失,创面温度低。

2. 烧烫伤面积的估算

（1）手掌法:较简单常用,以病人自己的手为准,手指并拢后手指和手掌面积约占全身体表总面积的 1%。

（2）九分法:该法计算烧伤面积较为精确,一般为头颈占 9%,双上肢占 18%,躯干包括会阴占 27%,臀与双下肢占 46%,儿童的头部比例增加。

3. 烧伤严重性分度

（1）轻度烧伤:Ⅱ度烧伤面积 9% 以下（儿童 5% 以下）。

（2）中度烧伤:Ⅱ度烧伤面积 10%～29%;或Ⅲ度烧伤面积不足 10%（儿童总面积在 5%～15% 或Ⅲ度烧伤面积在 5% 以下）。

（3）重度烧伤:烧伤总面积在 30%～49%;或Ⅲ度烧伤面积在 10%～19%;或已出现休克等并发症、呼吸道烧伤或有较重的复合伤。

（4）特重烧伤:烧伤总面积 50% 以上;或Ⅲ度烧伤面积 20% 以上;或存在较重的吸入性损伤、复合伤。

紧急处理

（1）烧伤时应迅速脱离火源或脱去着火衣物,就地翻滚或跳入水池,或用非易燃物品覆盖,隔绝灭火。

（2）烫伤时应立即剪去被浸湿的衣服,如伤处与衣服粘连过紧,不要强行撕下,可先剪去未粘连部分,暂留粘连部分。

（3）烧烫伤部位用冷水浸泡或冲洗 20 分钟冷却,直到没有痛与热的感觉;脸部烧伤可敷上冷湿布或浸在脸盆冷水中;烫伤范围过大时,可全身浸泡在冷水浴缸中（冬天除外）,上述做法能很有效防止烧烫伤面积扩大和损伤加重。

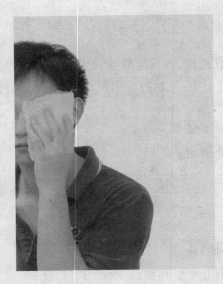

（4）烧伤时热力、烟雾常造成呼吸道损伤，紧急处理时要特别注意保证呼吸道通畅，合并一氧化碳中毒者要转移至通风处。

（5）烧烫伤面积很小时可不去医院，在冷却处理后可以在局部涂烫伤药膏，若处理后出现发烧、局部疼痛加重、伤口流脓等状况，应迅速去医院就诊。

（6）烧烫伤面积较大，在冷却处理时同时拨打120急救电话准备送往医院治疗。可以用清洁的被单、衣服等覆盖创面或简单包扎，创面局部不要用任何药物。送往医院的过程中，应让伤处向上以免受压。

注意事项

（1）发生火灾时不要边跑边呼救，以免烧伤头面部和呼吸道。也不要用双手扑打火焰，以免损伤双手。

（2）如果受伤部位起水疱，不要轻易把皮去掉，要保持皮肤的完整，以免感染。

（3）不要碰到伤口、水疱，不涂紫药水、红药水及酱油、食油等其他物品，这些物品涂在烧伤处有害无益，而且也不利于医生对病情的判断。

（4）切忌给病人喝大量白开水或糖水，以免加重病人皮下组织水肿。

（5）烧烫伤严重者一时难以送往医院治疗时，为防止出现休克，可每隔15分钟左右给病人喝半杯葡萄糖盐水或淡盐水（一杯水中放半茶匙盐）；同时安慰鼓励病人，使其情绪稳定。

（6）大面积严重烧烫伤的病人在运往医院救治的过程中尽量少颠簸，注意保证呼吸道通畅、保暖、吸氧、输液。

预防措施

（1）家庭预防：是预防烧烫伤的重要环节，据统计，80％的烧烫伤发生在家中，其中尤以幼儿常见。因此，在日常生活中要重视幼儿的看管和教育，如：饭桌前没有大人看管幼儿时，热汤要最后再端上来；给幼儿洗澡时，一定要先放冷水再加热水，调好水温后再把幼儿放进浴盆，中间添热水时，最好将小孩抱离。另外，要增加家庭中防火意识。成人禁止在床上吸烟，家电长期不使用应将电源插头拔出，每夜睡前检查一遍煤气、电源是否关闭等。家中应配备灭火器，以便出现火灾时能及时灭火。

（2）社会预防：人人严格遵守消防法规和有关防火安全规章制度，按规范进行安全生产；加强消防检查与惩治，组织防火演练，提高全民的防火意识。

二、化学烧伤

化学品强碱、强酸对组织的损害与浓度、接触时间和剂量有关。常见的强碱类化学烧伤有：氢氧化钾、氢氧化钠和生石灰烧伤，常见的强酸类化学烧伤有：硝酸、硫酸、石炭酸烧伤。

主要表现

（1）烧伤局部疼痛剧烈，皮肤组织溃烂，如通过口腔进入胃肠道，可使口腔、食管、胃黏膜水肿、糜烂、出血，甚至穿孔。

（2）硝酸烧伤创面呈黄色痂；硫酸烧伤创面呈黑色或棕黑色痂；盐

酸或石炭酸烧伤创面呈白色或灰黄色痂。

紧急处理

（1）强碱类化学烧伤：急救时首先脱去浸有碱液的衣服，再用大量清水冲洗创面。使用酸性中和剂必须慎重，避免产生中和热加重烧伤。一般经大量清水冲洗后，不再用中和剂。对眼部的冲洗必须彻底，而且首先要对眼部进行冲洗，至少要冲洗 15 分钟，冲洗后再涂抗菌油膏；因生石灰引起的烧伤，要先清扫掉沾在皮肤上的石灰粉，再用大量清水冲洗。千万不要将沾有大量石灰粉的伤部直接泡在水中，以免石灰遇水生热加重烧伤。经过清洗后的创面用清洁的被单或衣物简单包扎后，即送往医院接受治疗。

（2）强酸类化学烧伤：急救时迅速用大量清水冲洗创面，然后可用小苏打水中和创面上的酸性物质，中和后再用大量清水彻底清洗。要特别注意对眼部进行彻底清洗，而且首先要对眼部进行冲洗，至少要冲洗 10 分钟，其余处置与热力烧伤相同。

（3）上消化道烧伤急救可立即口服鸡蛋清、牛奶、豆浆等，但不可立即插管洗胃。

注意事项

化学烧伤后立即用水冲洗是最重要且有效的急救措施。冲洗时应注意：

（1）越早越好，切勿延误。

（2）若无生命危险，冲洗时间一般要持续 30～60 分钟。

（3）冲洗时宜用冷水。冷水冲洗可加速散热，减少损害，并可使局部血管收缩，减少毒物吸收。

（4）头面部烧伤时应注意眼的冲洗。

（5）若病人处于休克状态，冲洗应从简从速。

（6）硫酸等化学物质遇水产热可加重局部损伤，故主张冲洗前用纸、毛巾或抹布等将体表酸液擦去，然后再用水冲洗。但若因寻找材料或仔细擦拭而延误时间，则得不偿失。

（7）因生石灰引起的烧伤，要先清扫掉沾在皮肤上的石灰粉，再用大量清水冲洗。千万不要将沾有大量石灰粉的伤部直接泡在水中，以免石灰遇水生热加重烧伤。

预防措施

加强对危险化学品的管理，家庭用酸、碱化学品要放置在儿童不能接触的地方。

动物咬伤

咬伤可分为兽咬伤、蛇咬伤、人咬伤及其他动物咬伤，其中，兽咬伤中以狗咬伤最常见，以前以农村多见，近些年城市家养宠物增多，狗咬伤的发生率也逐年升高。蛇咬伤多出现在野外或农村，而人咬伤较少见。咬伤除了造成了人体组织的损伤，更为严重的是其将口腔中的细菌或毒素带进人体，导致严重感染或中毒，甚至死亡。

主要表现

（1）局部症状：有牙齿印、红肿、疼痛，出血。

（2）猫鼠咬伤局部多出现红肿疼痛，严重时累及淋巴管、淋巴结而引起淋巴管炎、淋巴结炎或蜂窝织炎。

（3）被毒蛇咬伤后一般在局部留有牙痕、疼痛和肿胀，还可见出血及淋巴结肿大，其全身性症状因蛇毒性质而不同。严重时出现头晕、昏迷、抽搐、血压降低、胸闷、呼吸困难、急性肺水肿等全身严重中毒症状，不及时救治可危及生命。

紧急处理

被犬、猫等宿主动物咬、抓伤后，要采取积极措施。

（1）局部伤口的处理越早越好。立即用肥皂水或清水彻底冲洗伤口至少 15 分钟。冲洗后用 2%～3% 碘酒或 75% 乙醇（酒精）涂擦伤口。

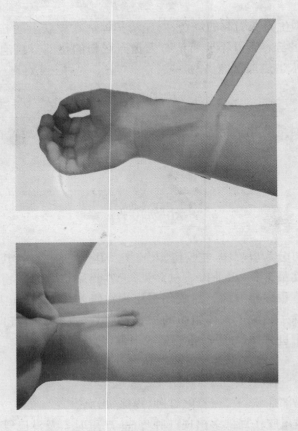

　　（2）只要未伤及大血管，局部伤口不缝合、不包扎、不涂软膏、不用粉剂，以利伤口排毒。如伤及头面部、伤口大而深、伤及大血管需要缝合包扎时，应在不妨碍引流、保证充分冲洗和消毒的前提下，做抗血清处理后再缝合。

　　（3）立即就近到狂犬病免疫预防门诊就医，根据暴露程度和严重程度采取必要的措施。按照接种程序，及时、全程、足量接种狂犬病疫苗。受伤严重的还需要注射抗狂犬病血清或免疫球蛋白。

　　（4）接种期间要避免剧烈活动，忌用免疫抑制药物，不宜进食酒、咖啡、浓茶和辛辣刺激性食物。

　　（5）伤口较深、污染严重者酌情进行抗破伤风处理和使用抗生素等以控制狂犬病以外的其他感染。

（6）将伤人的动物隔离，立即带到动物医院诊断，并向动物防疫部门报告。

1. 狗咬伤

（1）正确处理伤口：被狗咬伤时，正确处理伤口是十分重要的。如伤口较小，可先将伤口挤压出血，并用浓肥皂水反复冲洗伤口，再用大量清水冲洗，擦干后用 2％碘酒或 75％乙醇（酒精）涂抹伤口，只要未伤及大血管，一般无需包扎或缝合。如伤口较大较深且出血较多，应先用止血带或毛巾、手帕扎在伤口上方的近心端，并迅速到附近医院进行处理。

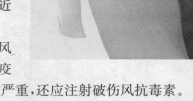

（2）尽快注射狂犬疫苗及破伤风抗毒素：被狗咬伤后应尽早注射狂犬疫苗，越早越好。如伤口较深，且污染较严重，还应注射破伤风抗毒素。

2. 猫鼠咬伤

咬伤部位在四肢时，可暂结止血带，用生理盐水或清水冲洗伤口，并用 5％石炭酸（苯酚）或硝酸将局部腐蚀，症状较重者宜到医院治疗。

3. 蛇咬伤

（1）包扎防止毒素扩散：保持安静和镇定，如一时难以鉴别是否为毒蛇咬伤，应先按毒蛇咬伤进行初步处理和密切观察。除去紧束的衣服、鞋、手表及指环等饰物，被蛇咬伤后千万不可跑动或进行剧烈运动，即使需要行走，也要慢走，否则会造成血液循环加快，使中毒加深。可应用夹板固定伤肢，伤口应保持在低于心脏的水平，利于伤口渗液的引流。早期绑扎伤肢可阻止和延缓毒液的吸收，最好在伤后 1～2 分钟即绑扎好。在伤口的近心端肢体、伤口肿胀范围的上侧皮肤绷扎，每隔 15～20 分钟放松绷带一次，每次 1～2 分钟。一般在到达医院后开始有效治疗（如注射抗蛇毒血清、伤口处理）10～20 分钟后方可去除绷扎。

（2）伤口处理：蛇咬伤 5～10 分钟内及时冲洗伤口可以起到破坏、中和、减少蛇毒的目的。可选用 1：5 000 高锰酸钾溶液，生理盐水、肥皂水，冲洗 5 分钟后可行局部湿敷，并检查伤口中有无毒牙，如有则需要立即拔出。创口冲洗并用负压吸引。伤口较深并有污染者，或伤口组织有坏死时，应及时予以切开清创，可作局部皮肤切开排毒，即以牙痕为中心作十字形纵形切口，长 2～3 厘米，深达皮下但不伤及肌膜，使淋巴液及血液外渗，尽可能不作伤口切开（尤其是出血性毒蛇咬伤），以免造成伤口感染、愈合不良。如一定要作伤口切开，也应采取平行切开。伤口扩大后，仍可用各种药物作局部冲洗或湿敷，不可在患肢使用冰敷或冷敷，以免造成组织坏死。

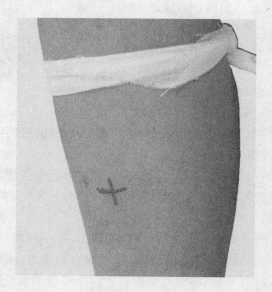

（3）口服和外敷蛇药解毒：①伤后立即口服蛇药片，如南通蛇药片 20 片，以后每 6 小时 10 片。②用温水将蛇药片溶成糊状，距离伤口四周 1.5～2 厘米处涂药，以阻止毒液蔓延，切记伤口内不可涂药。可给伤者饮大量饮料如牛奶、茶水等，加速排尿解毒，但忌饮酒。经紧急处理后，迅速将伤者送往医院进一步治疗。

（4）中医急救：就地取材应用解毒的中草药，用嘴嚼烂后外敷在伤口上和伤口四周,如半边莲、地丁、野菊花、红薯叶、蓖麻叶。蛇咬伤多在仓促惊恐中发生,先按毒蛇咬伤处理,以免失去宝贵的时间。

(5) 毒蛇咬伤后,不可饮用含酒精或刺激性饮料。

(6) 毒蛇咬伤发病急、病情重、严重并发症多,现场进行伤口处理后送医院,在转运途中,伤者卧位或半坐位,保持呼吸道通畅,保持伤口部位下垂,便于毒液引流和减少毒素吸收。如伤口尚未得到处理,结扎的止血带不可解除,但要注意定时放松一下,以免导致组织缺血坏死。

注意事项

(1) 狗咬伤的伤口在用水进行冲洗时,水量要大,水流要急,最好是对着自来水龙头急水冲洗。

(2) 狗咬伤时伤口如未涉及到大血管损伤,一般无需包扎和缝合,也不需要涂抹任何药膏或其他类似物。因为狂犬病毒是厌氧的,在缺乏氧气的情况下,狂犬病病毒会大量繁殖。

(3) 在注射狂犬疫苗期间,应注意不要饮酒、喝浓茶、咖啡;亦不要吃有刺激性的食物,诸如辣椒、葱、大蒜等等;同时要避免受凉、剧烈运动或过度疲劳,防止感冒。

(4) 蛇咬伤时要保持镇静,不要大喊大叫和奔跑,以免加速血液循环,加快毒素吸收。

(5) 蛇咬伤结扎止血带的松紧度以能够使被绑扎的下部肢体动脉搏动稍微减弱为宜。绑扎后每隔 60 分钟左右松解 1 次,每次 1～2 分钟,以免影响血液循环造成组织坏死。

(6) 蛇咬伤在进行嘴吸吮伤口排毒时应保证吸吮者的口腔、嘴唇必须无破损、无龋齿,否则有中毒的危险。

(7) 蛇咬伤病人如出现口渴,可给足量清水饮用,切不可给酒精类饮料以防毒素扩散加快。

预防措施

(1) 在家中或户外接触动物时,要保持可能被咬的警惕性,对不熟悉的动物更不要任意逗玩,不被咬是最好的预防。

(2)加强对猫、狗等宠物的管理,对其实施"管理、免疫、捕杀"措施,市民尽量不要养猫、狗等宠物,确需养的必须向有关部门注册登记,领取相应证书方可饲养。平时注意少与宠物玩耍,宠物每年要注射动物疫苗,对已被注射过疫苗的宠物咬伤或抓伤,也需要注射狂犬病疫苗。宠物尸体要深埋或销毁。

(3)在有毒蛇活动的环境中行走或工作时,加强野外作业的防护,掌握毒蛇习性,尽量不要裸露腿足,必要时穿长统靴,随身携带矿泉水、绳带及蛇药,一旦被毒蛇咬伤,可做紧急处理。

被毒蛇咬伤后切忌奔跑,宜就地包扎、吸吮、冲洗伤口后速到医院治疗。

(4)了解有关狂犬病的知识,加强自我保护意识和儿童的保护。夏季身体暴露部位较多,应尤为注意。

(5)与犬、猫接触机会多的人,应按"暴露前预防接种法"接种狂犬病疫苗。

(6)加强动物管理是预防狂犬病的关键。养犬的居民应定期给犬注射狂犬病疫苗,妥善处理居住环境中的野犬、流浪犬、无主犬,避免接触来路不明的犬和其他动物。

螫 咬 伤

螫伤是指昆虫的刺蜇入人体皮肤内释放毒液引起人体组织的损伤,常见的有蜂螫伤、蝎螫伤及蜈蚣螫伤、蚂蟥螫咬伤。

一、蜂螫伤

一般常见的蜂有蜜蜂、黄蜂和马蜂,这几种蜂都有尾刺,蜂蜇人是靠尾刺把毒液注入人体,只有蜜蜂蜇人后把尾刺留在人体内,其他蜂蜇人后将尾刺收回。

主要表现

（1）局部表现：人被单个蜂蜇伤，一般只表现局部红肿和疼痛，数小时后可自行消退；

（2）全身表现：若被群蜂蜇伤，可出现头晕、恶心、呕吐、呼吸困难、面色苍白，严重者可出现休克、昏迷、抽搐、血压降低、喉头水肿、呼吸困难、急性肺水肿等严重全身症状甚至死亡。

紧急处理

（1）被蜇伤后应尽可能远离现场，防止受到二次攻击。

（2）被蜜蜂蜇伤后，要仔细检查伤口，若尾刺尚在伤口内，可用镊子、针尖挑出。如无法找到针或镊子，可用火罐或吸引器吸出。

（3）不可挤压伤口以免毒液扩散，也不能用红药水、碘酒之类药物涂擦患部，这样只会加重患部的肿胀。因蜜蜂的毒液呈酸性，所以可用肥皂水、小苏打水或淡氨水等碱性溶液洗涤涂擦伤口，中和毒液。也可用生茄子切开涂擦患部以消肿止痛。伤口肿胀较重者，可用冷毛巾湿敷伤口。若被黄蜂蜇伤，因其毒液呈碱性，所以用弱酸性液体中和，如食醋涂擦患部可止痛消痒。若被马蜂蜇伤，用马齿苋菜嚼碎后涂在患处可起到止痛作用。

（4）蜂蜇伤严重者出现全身性过敏反应、休克征象时，需立即送往附近医院进行治疗。运送途中要注意保持呼吸道通畅，吸氧，给予抗过敏药物并进行心肺复苏等急救处理。

二、蝎蜇伤

蝎子有一弯曲而尖锐的尾针与毒腺相通，刺入人体后可注入神经性毒液。

主要表现

（1）局部表现：蝎蜇伤局部可见大片红肿、剧痛，少数出现水疱、淤血或组织坏死，过敏体质的人被蜇后会出现全身荨麻疹，剧痒难受。

（2）全身表现：当被蝎子严重蜇伤时，可出现头晕、恶心、呕吐、舌和肌肉强直、流涎、头痛、昏睡、盗汗、呼吸增快及脉搏细弱等，严重者会引起昏迷、抽搐、血压降低、喉头水肿、呼吸困难、急性肺水肿等严重全身症状，最终因呼吸衰竭而死亡。

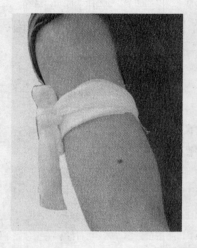

紧急处理

（1）一旦发现被蝎子蜇伤，处理原则基本与毒蛇咬伤相同。因蜇伤后当时很难判断预后，尤其是儿童，均应按重症处理。

（2）被蜇伤后应立即用鞋带、布条等绑扎伤口的近心端，以阻止毒液吸收。绑扎的松紧以阻断淋巴和静脉回流为准，即绑扎的肢体远端动脉搏动略减弱。

（3）再以小刀、碎玻璃片等尖锐物品火烧消毒后"十"字形切开伤口，深达皮下，拔出毒针，用弱碱性液体如肥皂水、淡氨水冲洗伤口，由绑扎处向伤口方向挤压排毒，持续 20～30 分钟，或用拔火罐法排毒。用干净的清水反复冲洗伤口 20～30 分钟，然后涂抹含有抗组胺物质或肾上腺皮质激素软膏。

（4）身边带有蛇药片者可立即服用，并用水将药片调成糊状，在距伤口 2 厘米处外敷一圈，注意不要使药物进入伤口。

（5）经过上述处理后，一般可松开近心端的绑扎带。若伤口周围皮肤红肿，可用冷毛巾或冰袋冷敷。鼓励被蜇伤的病人多喝水，以利进入体内的毒液尽早排出。但要禁止饮酒。

（6）被蜇伤后如病人出现全身不适、面色苍白、气喘等过敏性休克征象，应使病人保持静卧，并立即送往医院治疗。

三、蜈蚣螫伤

蜈蚣有一对中空的螯，蜇人后毒液经此进入皮下。

（1）局部表现：蜈蚣蜇人后局部表现为红肿、疼痛、瘙痒。

（2）全身表现：头痛、发热、恶心呕吐、抽搐及昏迷等。蜈蚣越大，症状越重。儿童被蜇伤，严重者可危及生命。

紧急处理

（1）发现被蜈蚣蜇伤后，立即用弱碱性液体如肥皂水、淡氨水冲洗伤口，如在野外可用鲜蒲公英或鱼腥草嚼碎捣烂后外敷在伤口上。

（2）也可将蛇药片用水调成糊状，敷于伤口周围。

（3）对于症状严重者，可内服蛇药片并立即送往医院治疗。

四、蚂蟥蜇咬伤

蚂蟥又称水蛭，一般栖于浅水中。但在亚热带的丛林地带，还有一种旱蚂蟥常成群栖于树枝和草上。蚂蟥致伤是以吸盘吸附于暴露在外的人体皮肤上，并逐渐深入皮内吸血。

主要表现

被蜇咬部位常发生水肿性丘疹，不痛。因蚂蟥咽部分泌液有抗凝血作用，伤口流血较多。

紧急处理

（1）发现蚂蟥已吸附在皮肤上，可用手轻拍，使其脱离皮肤。

（2）也可用食醋、酒、盐水或清凉油涂抹在蚂蟥身上和吸附处，使其自然脱出。

（3）蚂蟥脱落后，伤口局部的流血与丘疹可自行消失，一般不会引起特殊的不良后果。只需要在伤口涂抹碘酒预防感染即可。

（1）排毒后在距伤口 2 厘米处外敷一圈药，不要使药进入伤口，以免引起感染。

（2）鼓励被咬伤的病人多喝水，以利进入人体内的毒液尽早排出，但要禁止饮酒。

（3）发现蚂蟥已吸附在皮肤上，不要强行拉扯，否则蚂蟥吸盘将断入皮内引起感染。

预防措施

（1）尽量避免在潮湿的地方玩，进行室外活动时，一定要注意防护。如在有蜂群的地方可穿雨衣、斗篷、手套等，防止将皮肤暴露。

（2）衣服、毛毯等物品尽量不要晒在室外，尤其不能晾晒在树底下。室内要保持干净、干燥、清洁。如衣服、鞋子等放置在潮湿的地方，穿前要充分抖动。

（3）在野外游玩时，不要随意在水沟、浅水中玩，不要随意驱赶蜂群，不要玩弄蝎子、蜈蚣等有毒昆虫。

锐　器　伤

具有刃或者尖端的锐器所致的损伤称锐器伤，通常表现为切割伤和刺伤，常见的锐器包括刀、匕首、斧刃、剪刀、针、铁钉、竹尖、玻璃片等。

主要表现

（1）局部表现：手足切割伤常见于切菜、电锯、冲床等劳动时损伤。其特点是创口较整齐，污染较轻，但流血较多，有时有肌腱、血管、神经损伤，严重的有断指（趾）或断肢。

（2）全身表现：因伤口范围和深度的不同而表现各异，胸腹部锐器伤较严重，可出现呼吸困难、面色苍白、脉搏快速、呼吸浅快、四肢湿冷、头晕乏力、口渴烦躁等出血性休克症状和气胸、急腹症等症状。

紧急处理

1. 切割伤

（1）伤口小且不深时，可用清水先将伤口冲洗干净，然后用碘伏消毒伤口及周围皮肤，用消毒的纱布直接将伤口及伤口四周紧压，直至伤口停止流血为止。

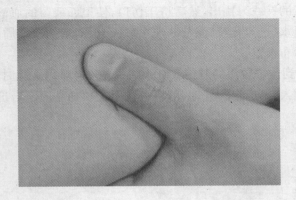

（2）手足部切割伤急救重点是止血，对于较小、较浅的切割伤可采用直接压迫止血法。若单个手指伤口较深出血较多，可用健侧示（食）指、拇指在伤指两侧捏紧止血；若多个手指受伤出血，则可将健侧拇指按压于伤手手掌的中部，其余四指放在该手的手背对应处，与拇指对应用力挤压止血。在止血的同时应将伤肢抬高。若足部受伤，在伤足的足背可触及足背动脉的搏动，用拇指按压此处即可起到止血作用。如在腿上，除用纱布包扎压迫伤口外，还要压迫大腿根部的动脉。救助者可迅速寻找干净的绷带、手巾等为其包扎伤口。

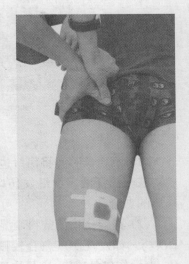

一旦发生手指离断损伤,在采用上述止血方法同时,应迅速将断离手指用干净敷料包裹,冬天可直接转送;在炎热的夏天,可在断指下放置冰块,但不可将断指埋入冰块中,外裹保温物品即可转送。除非断指污染严重,一般不要冲洗,以防加重感染。同时要向医院提供准确的受伤时间和现场情况。

2. 刺伤

(1) 小而表浅的刺伤,如不在重要器官部位(如足钉扎伤),可以拔出或用消毒的针或刀挑出,然后挤压伤口,使里面残留的血液和细菌排出。用双氧水(过氧化氢)充分冲洗伤口,碘伏消毒伤口及周围皮肤,并用消毒的纱布覆盖。

(2) 遇到位置较深的刺伤或刺入的锐器一时难以拔除时,尤其是胸腹部锐器刺入,不应自行处理,可将锐器用柔软物品固定后迅速去附近医院诊治。

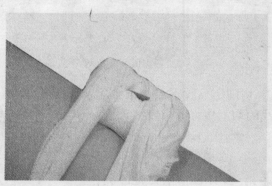

注意事项

(1) 不要长时间将伤口包扎,尤其是在天气热的时候,因为伤口周围皮肤分泌汗液等可继发伤口感染。应适时暴露伤口,这样可以加速伤口的愈合。

(2) 覆盖伤口的敷料变湿或变脏后应及时更换,至少要每隔1天换1次药。如发现伤口愈合较慢或出现红肿、流脓、发热、疼痛加重等现象,表示伤口已感染,应尽快到医院进一步处理。

（3）原则上，凡是被锐器致伤，不论伤口大小如何，病人均应注射破伤风抗毒素，并根据情况服用抗生素等其他药物。

（4）刺入的匕首等较大锐器不要在现场拔出，否则极易引起大出血，只需将锐器用绷带、毛巾等固定，使其不能移动。

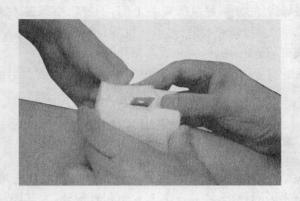

（5）断离的肢体用灭菌的急救包或干净的布包好，随同伤员一起运送至医院，以供再植。如需远距离运送，可将断肢用无菌或干净敷料包好，放入塑料袋中，外周加冰块保存。注意勿使冰块与断肢直接接触。

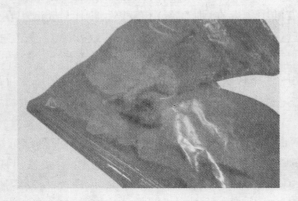

（6）胸腹部或大血管锐器伤病人要尽快送往医院。

预防措施

(1) 小孩避免使用带有锐利边缘或尖端的玩具,菜刀等锐器宜放在小孩拿不到的地方。

(2) 在厨房做菜时,尽可能要关上门,不要让小孩进入厨房。家中如使用食品加工器,如磨豆机、榨果汁机等,机器工作时成人不离开,若成人需要离开,请关闭机器电源后再离开。

(3) 在进行劳动生产时,要严格遵守各项规章制度。

挤 压 伤

是指包括塌方、工矿意外事故或房屋倒塌后伤员被掩埋或被落下的物件压迫之后的外伤,除易发生多发伤和骨折外,尤其要注意挤压综合征,肢体和肌肉丰富的部位长期受压(1小时以上),组织血供受损,缺血缺氧,易引起坏死。肌肉坏死对全身影响极为明显,横纹肌分解释出的肌红蛋白进入血流通过肾脏排出体外。一旦伤员从塌方中救出,压迫解除,血流恢复,上述的肌红蛋白大量经血循环流至肾脏,由于长期缺血缺氧,有酸中毒存在,肌红蛋白在酸性尿中大量沉积在肾小管,引起急性肾衰竭,这一全过程是挤压综合征的致死原因,故在抢救多发伤的同时,要防止急性肾衰竭的发生,如给碳酸氢钠、呋塞米(速尿)和甘露醇以碱化尿液和利尿,不使肌红蛋白沉积而迅速随尿液排出体外。

主要表现

(1) 局部症状:伤部肿胀,疼痛明显,挤压严重时伤部远端动脉搏动可消失,出现不同程度的感觉麻痹或瘫痪,受压部位皮肤出现瘀斑。

(2) 全身症状:依受伤部位不同而表现不同,如伤及内脏可引起胃出血、肝脾破裂出血等,表现为呕血、便血、恶心、呕吐或出现面色苍白、四肢发凉、心跳加快、尿量减少等失血性休克症状。如肌肉受压较重出现挤压综合征致急性肾衰竭,则表现为少尿或无尿、尿色呈褐色或血性、心悸、气急及伴有休克症状。

紧急处理

（1）尽快解除挤压因素，让伤者原地静坐或平躺，同时仔细检查被压伤部位的外表情况。

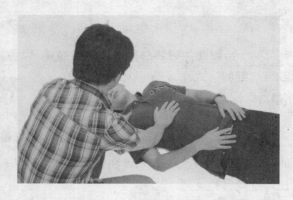

（2）给予伤员口服液体，如热茶、开水、口服补液等。

（3）如为四肢压伤，可用冷水浸湿或用裹了冰块的毛巾敷于受伤部位。

（4）用夹板固定压伤的肢体，并暴露在凉爽的空气中。

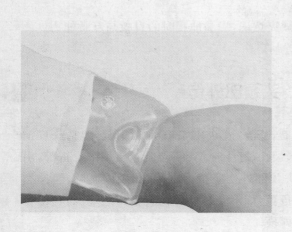
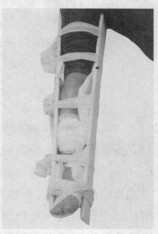

（5）对于严重的挤压伤或胸腹部挤压伤怀疑伤及内脏者，应密切观察病人神志及生命体征变化情况，注意有无休克出现，如出现休克应迅速抢救，并同时拨打急救电话将伤者运往医院继续救治。

（6）从塌方中救出者，必须急送医院抢救，方可及时采取防治肾衰竭的措施。

注意事项

（1）夹板固定压伤的肢体时切忌按摩或热敷肢体，以免造成更多的肌红蛋白和破碎红细胞进入血液循环，加重肾损伤。

（2）受伤肢体不能抬高，以免加快伤肢血液回流，加重对肾脏的损伤。

（3）如无开放性损伤，尽量避免包扎，以免肢体肿胀时压迫血管，影响血液运行而造成肢体坏疽。如有开放性损伤，也不可加压包扎，用干净纱布覆盖伤口待其自行凝固。

预防措施

（1）进行劳动生产时要严格遵守各项规章制度，人人遵守交通法规，不乱闯红灯，不酒后驾驶，未经允许不得进入有建筑倒塌危险的地方。

（2）增强地震的防灾减灾意识，提高地震时的自救与互救能力。

头颈部外伤

头颈部外伤主要由锐器、坠落、火器、撞击等原因引起，包括头皮损伤、颅骨骨折、脑震荡、脑挫裂伤、脑干损伤、颅内血肿及颈椎骨折等，由于涉及的部位特殊，所以头颈部外伤应全力救治，如颅内血肿、脑挫裂伤及脑干伤病人一般伤情危重，如不及时处理将有生命危险；而颈椎骨折如伤及脊髓可引起四肢瘫痪。

主要表现

（1）头皮损伤：包括头皮血肿、头皮裂伤及头皮撕脱伤。头皮血肿因出血部位的不同致其范围也不同，血肿可呈局限性，也可蔓延至整个头部，表现为头皮组织肿胀隆起，触痛阳性，如大的血肿出血较多可伴有失血性休克症状。头皮裂伤及头皮撕脱伤属于开放性损伤，可在短时间内大量出血，并伴有剧痛，导致失血性或疼痛性休克。

（2）颅骨骨折：分颅盖骨折和颅底骨折。症状主要在于骨折所致的脑、血管或脑组织的损伤，除压痛外，很少引起畸形和移位，更无摩擦音，所以骨折的直接诊断比较困难，但有血液、脑脊液从耳、鼻孔外流出和面神经、听神经、外展神经、视神经受损伤的间接症状表现。

（3）脑损伤：包括脑震荡、脑挫裂伤、脑干损伤、颅内血肿等。脑震荡是脑损伤中症状最轻者，病人受伤当时即出现神志不清或昏迷，但持续时间一般不超过半小时，清醒后不能回忆受伤当时的情况，伴有轻微头痛、恶心、呕吐等症状。脑挫裂伤、脑干损伤及颅内血肿是脑损伤中较严重的情况，一般会出现颅内压增高症状，表现为头痛、恶心呕吐、视神经乳头水肿等，生命体征则表现为血压、体温升高及脉搏、呼吸减慢。如颅内压力持续性增高，可引起脑疝，出现昏迷、瞳孔散大、对光反射消失、呼吸心跳骤停等症状，甚至死亡。另外，损伤如涉及脑内某些功能区时可出现相应症状，如运动区损伤出现肢体抽搐或偏瘫，语言中枢损伤出现失语等。

（4）颈椎骨折：具有骨折的症状，如局部疼痛、肿胀、活动困难等。如合并有脊髓损伤可出现四肢的运动、感觉障碍及大小便失禁等症状。

（5）颈部切割伤：病人颈部可见伤口，如伤及气管，可见损伤处随呼吸有气体出入声同时伴有泡沫样血液喷出，病人可有呼吸困难、发绀等缺氧表现。

紧急处理

（1）对于单纯的皮下血肿，用冷水浸湿毛巾或冰块冷敷淤血、肿胀处，可消除肿胀和疼痛。

（2）对于头皮的开放伤，可用消毒的干净敷料加压包扎止血，包扎前可选择应用指压伤口两侧头皮动脉止血法，也可用布带压迫止血：将三角巾长的一边放在前额，拉回颈背相交后再拉回前额打平结，确认三角巾紧紧包住头皮。

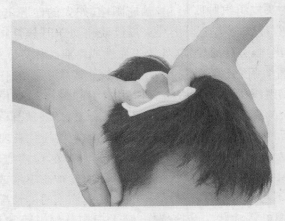

（3）对于颅底骨折的病人，如从鼻或耳中流出血液或脑脊液时，可用消毒的干敷料轻轻覆盖在鼻孔或外耳道孔，不要用力填塞，以免血液或脑脊液淤积在颅腔内，加重颅内高压或引起继发感染。

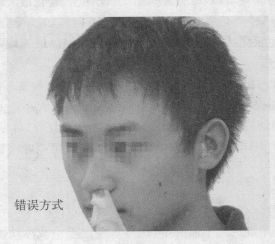

错误方式

（4）对于颈部开放性损伤，特别是伤口较深时，在进行加压包扎前，可采用填塞法止血：先用镊子夹住消毒干纱布塞入伤口内，如一块纱布止不住血，可再加纱布，最后用绷带或三角巾绕颈部至对侧包扎固定。如有气管损伤，要尽可能保持气管裂口处开放、通畅。

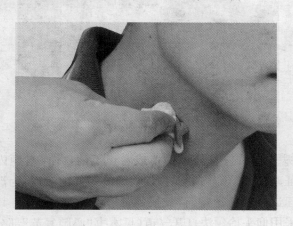

（5）对于有颈椎骨折的病人，需给予颈部固定，具体方法详见本书"固定"部分。

（6）对于有抽搐的病人，要用筷子外包手帕或纱布垫在上下齿之间，以免齿、舌受损伤。

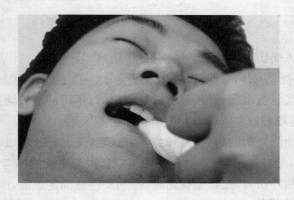

（7）脑外伤的病人头颈部应抬高15厘米左右，以利于血液回流，减

轻脑水肿。

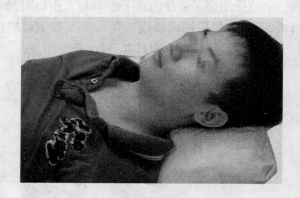

（8）如病人伤后一直处于昏迷或意识不清，并伴有颅内压增高症状、生命体征紊乱、瞳孔对光反射迟钝、抽搐等其他表现，为严重脑损伤表现，应迅速进行现场抢救，首先要保证呼吸道通畅，应将其头部侧向一边，或者采用仰头抬颏法打开气道（见本书"心肺复苏"部分），并拨打急救电话将伤者送往医院救治。

（9）对于颈部切割伤病人，如颈部伤口伤及气管，可见损伤处随呼吸有气体出入声同时伴有泡沫样血液喷出，可在伤口边缘轻轻压迫止血，注意保证气管裂口处不要被血块堵住，以免造成病人窒息。

注意事项

（1）病人受伤后应平躺，尽量不要移动，并保持安静。不可在伤者身旁慌张忙乱，翻动身体，弯屈颈部或让伤者走动、吃东西等，以免加重损伤。

（2）颅底骨折出现脑脊液从鼻、耳流出时，不可冲洗或堵塞，并避免用力咳嗽、打喷嚏或擤鼻涕，以免引起颅内感染。

（3）对颅脑外伤的病人应定时观察意识状况、血压、呼吸、脉搏等生命体征变化，最好能记录，这对伤情的诊断有极为重要的参考价值。

（4）头颅外伤者，尤其是昏迷时，特别要注意固定颈部，因为颅脑外伤常合并颈椎损伤。

（5）如有气管损伤，不要试图封闭气管裂口，以免造成窒息。

预防措施

（1）进行劳动生产时要严格遵守各项规章制度，避免坠落和跌伤；遵守交通法规，不乱闯红灯，不酒后驾驶，未经允许不得进入危险的地方玩耍。

（2）避免火器误伤，例如练射击时，禁止枪口对准人。

（3）对有自杀倾向的人员，要及早进行心理疏导。

眼 外 伤

眼外伤是视力损害的主要原因，尤其是单眼失明的首要原因。由于眼的位置暴露，眼外伤很常见。病人多为男性、儿童或青壮年，后果严重，所以对眼外伤的防治应引起极大重视。常见的眼外伤包括眼钝挫伤、刺伤、异物伤、热烧伤、化学伤等，致伤因素包括各种钝器、锐器、飞入眼内的小物体、热力、化学品、强光等。

主要表现

（1）眼钝挫伤：常由砖、石块、拳头、球类打击、跌撞、交通事故以及爆炸的冲击波所致。一般症状表现为眼部疼痛、怕光、流泪、异物感、眼睑痉挛和视力不同程度的变化，眼睑可发红水肿，结膜下伴有出血等；严重时可导致前房出血，瞳孔扩大，虹膜根部断裂，瞳孔变形，眼球破裂，眼内容物流失，视网膜脱离，看不清东西甚至失明，眼睑及眼眶周围皮肤出现瘀斑（熊猫眼）等。

（2）眼刺伤：由锐器刺破眼球，以刀、针、剪刀刺伤多见。常引起眼部剧烈疼痛、流泪、视力下降等，严重者眼内容物可脱出、眼内出血、视力急剧下降甚至失明。

（3）眼异物伤：大多为飞入眼内的小物体所致，如金属异物、玻璃、碎石、植物或动物性异物等。可引起异物感、流泪、疼痛、畏光等症状，瞬目时加重。少数高速小物体如弹片、机械金属片飞入眼中可致眼穿通伤，引起眼部出血、剧烈疼痛，视力明显下降甚至失明。

（4）眼热烧伤：可由热力、化学品以及强光引起，主要表现为眼部剧烈疼痛，畏光、流泪、异物感、角膜混浊、睑球粘连等。

紧急处理

1. 眼钝挫伤及刺伤

（1）眼钝挫伤较轻者，可以先用冷水浸湿毛巾或冰块湿敷患眼，48小时后改为热敷。眼部可以滴抗生素滴眼液或涂抗生素眼膏预防感染。

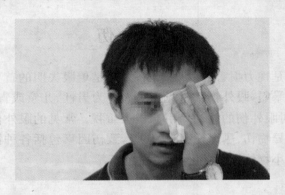

（2）角膜轻微擦伤，可涂红霉素或金霉素眼膏，并包扎患眼。

（3）严重的钝挫伤或刺伤致眼内容物脱出时，不能勉强还纳，要用直径比眼眶稍大的瓶盖或小杯子，覆盖在伤眼上作为外罩，再行包扎，并立即拨打急救电话送往医院救治。

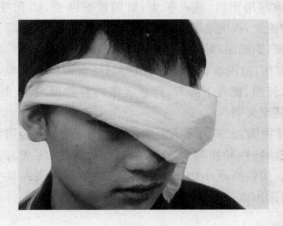

（4）眼周围皮肤或眼眶有撕裂，应在进行包扎止血的同时到医院请专科医生进行治疗。

2. 眼异物伤

（1）对于一些容易取出的小物体，如小飞虫、植物性或动物性异物、沙粒等，可将病人眼皮向上或向下翻起，用棉花棒或干净纱布一角轻轻擦去异物，取出后点抗生素滴眼液或眼膏。

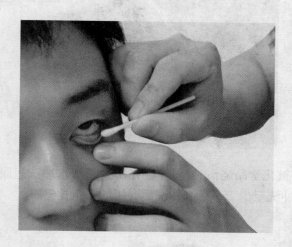

（2）如异物不易取出，可扒开伤者眼皮，用大量蒸馏水或清水冲洗受伤眼睛至少15分钟，也可把患眼浸泡在脸盆中并不断眨眼，使异物去除，再用清洁敷料盖住伤眼，必要时送医院治疗。

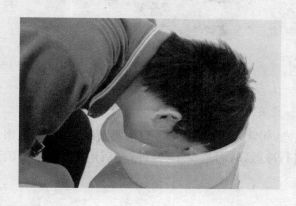

（3）如进入眼内的是金属碎片，可请专科医生用磁铁将其慢慢吸出。

3. 眼热烧伤

（1）眼被热油、沸水烧伤时，应迅速用大量干净冷水进行冲洗，或将患眼浸入盛满冷水的脸盆中。

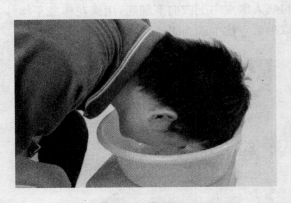

（2）眼被化学品烧伤时，同样应先用大量清水冲洗患眼，边冲洗边转动眼球，冲洗至少 15 分钟，冲洗后要用纱布包扎患眼。

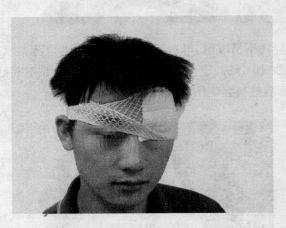

（3）强光，如紫外线、电焊光等灼伤眼睛时，应用湿毛巾内裹冰块，敷于眼部进行冷敷，时间最少 15 分钟，然后用 1‰的丁卡因滴眼，以缓解疼痛。

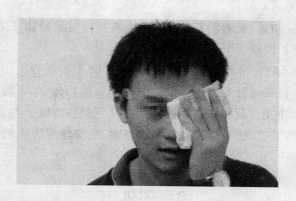

（4）上述眼热烧伤在进行简单的处理后应迅速到医院进行诊治处理。

（1）当眼睛发生外伤时，最怕发生细菌感染，一只眼睛感染会引起另一只眼睛的感染，有时一夜之间两眼会双双失明。为了避免发生上述症状，即使微小的伤口，也必须尽快去医院诊治。

（2）应急处理时，处理者自己要把手洗干净，然后用干净纱布盖上眼睛，松松固定。如果用力包扎，压迫刺激伤口会发生感染。伤眼包扎时，即使是单眼受伤也必须双眼包扎，这样可以减少眼球的转动。

（3）严重眼外伤时，急救的同时要注意伤员的生命体征；若有休克、昏迷应作相应处理。

（4）如果有异物刺入眼内，千万不要自己取，可用干净酒杯扣在有异物的眼上，再盖上纱布，用绷带固定去求医，在去医院的途中，尽量不让头的面部特别是眼球转动，尽量少走路，多乘车。

（5）检查眼部是否有异物，应保持光线充足、明亮，从侧面照光，仔细检查角膜、下眼睑、再翻开上睑，不能遗漏。

（6）强光烧灼伤的病人自己不一定意识到，应仔细追问有无强光照射情况，常可作出正确诊断。

预防措施

（1）加强卫生安全的宣传教育，在日常工作生产中严格遵守各项规章制度,防火防爆,完善防护措施,如从事可能引起异物飞入眼睛的工种需应用防护面罩或眼镜进行保护。

（2）为了防止眼外伤,要教育儿童在平时不要玩弄尖锐的物体,如锥子、剪刀、针和骨针等。弹弓及能够弹出其他物体,如石块、木块等的玩具也要禁止儿童玩用。还要教育儿童注意爱护眼睛。在制作玩具和模型时,使用剪刀、锥子或用剪刀剪铁丝时,更应注意防止刺伤眼睛。

脸鼻部外伤

大多由锐器砍刺,重物或手拳打击,火器、坠落、跌落、烧烫伤等引起,导致脸部皮肤、软组织损伤,以及鼻骨或颌骨骨折。

主要表现

闭合伤时脸部很快引起青紫肿胀;轻度的开放性损伤出血比其他部位多,造成满脸出血的可怕景象;鼻软骨受打击后容易骨折,出现鼻塌陷畸形,局部肿胀、局部压痛、鼻出血和鼻阻塞。

紧急处理

（1）脸部烧烫伤可用三角巾头部面具式包扎。

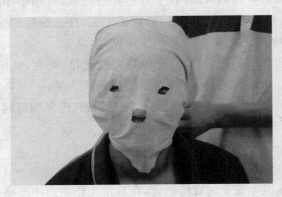

（2）对闭合伤出现的肿块用局部冷敷的方法，可消肿和止痛。

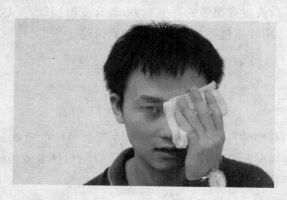

（3）对于开放性伤口先用指压动脉止血法，取出消毒纱布后，按压出血部位，待止血后再包扎。

（4）有穿通伤口，压迫止血要两边进行。

（5）有鼻出血时、安慰病人不要紧张，然后让病人取坐位或半坐位，头部用冰袋或冷毛巾冷敷，滴入1％麻黄碱或1：1 000肾上腺素溶液（高血压病人忌用），也可用一般滴鼻液浸湿棉团塞入鼻腔止血。

（6）也可让病人头部前倾，用嘴喘气。从外面用手指压迫出血侧的鼻翼，或用干净纱布轻轻地堵塞出血的鼻孔，进行压迫止血，效果很好。

（7）若出血不止应送医院处理。

注意事项

（1）脸鼻部外伤引起的出血和肿胀会刺激咽部引起恶心甚至呕吐，最危险的是阻塞上呼吸道，所以要特别注意伤员的呼吸状况。

（2）强力的脸部外伤，同时可能有颈部损伤，一旦怀疑有颈椎损伤时要注意保护颈椎，进行进一步固定，按损伤原则处理。

（3）脸部开放性损伤因涉及以后的瘢痕而影响面容，即使是小伤口也要去医院缝合处理。

（4）当头部皮肤受伤形成皮瓣后，在进行压迫止血和包扎时，先要把皮瓣铺平。头皮有很强的再生能力，若有皮瓣损缺，要尽可能寻找削切掉的皮肤，用纱布包好与伤员一起送到医院。

脊柱外伤

脊柱和脊髓的损伤多见于地震塌方等事故中的重物压砸、高空坠落和车祸等情况。伤情较严重复杂，低位脊髓损伤常致截瘫，高位脊髓的损伤常可导致伤员立即死亡。

主要表现

遭受胸腰椎损伤时，伤员自觉受伤的局部疼痛，腰背部肌肉痉挛，不能起立，翻身困难，感觉腰部软弱无力；极少数脊柱伤者未述疼痛，大多因为伴有其他伤，掩盖了脊柱部位的伤情；颈椎损伤时，伤员自觉头、颈部疼痛，不敢活动，常用两手扶住头部。如无其他损伤，伤员意识大多清醒，但是损伤脊髓时，出现相对应的肢体、躯干的感觉、运动、反射等功能的丧失，救助人员检查时可发现伤员不能感觉到疼痛、不能感觉到温度的变化、或肢体不能运动和大小便功能障碍。脊柱骨折处肿胀，脊柱向后凸出畸形，并有触痛。

紧急处理

（1）保持呼吸道通畅，尤其是对已有颈部脊柱外伤伴有昏迷者，要用双手托颌法，急救者双手托起伤员下颌骨向前向上，使伤员头部略后仰，同时拇指牵引下唇使口微张。用颈托固定效果较好，无颈托时可自制，使头部维持在正中的位置，头部不前屈、不后仰，也不能左右活动。

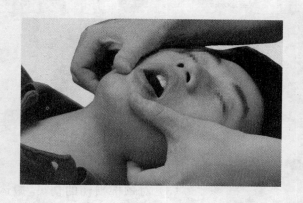

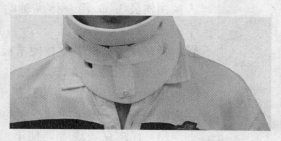

（2）救助人员在抢救因地震、塌方、车祸等事故中的伤员时，若怀疑有脊柱骨折的，均应按脊柱骨折处理。即不要对伤员任意翻身、扭曲，严禁一人拖抱式的搬运或两个人一人抬头部，一人抬腿的搬运方法。因为这些方法都将增加受伤脊柱的弯曲，加重脊柱和脊髓的损伤，使失去脊柱保护的脊髓受到挤压、拽拉的损伤，轻者造成截瘫，重者可因高位颈髓损伤、呼吸功能丧失而立即死亡。正确的方法是：将伤员的双下肢伸直，双上肢也伸直放在身旁，木板放在伤员一侧，至少要有三人并排在伤员一侧，同时分别抬住头颈部、腰部和臀部，把伤员作为一个整体来抬搬，将伤员托起，轻轻放在木板上。整个过程动作要协调统一、轻柔稳妥、保持伤员躯体平起平落防止躯干扭转。然后用沙袋固定在伤员躯体两侧，以防转运中因颠簸导致肢体摆动加重脊髓损伤。

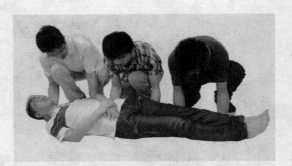

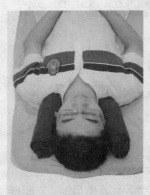

（3）对颈椎损伤的伤员，搬运时要有专人扶住伤员头部，沿身体纵轴略加用力向外牵引，使其与躯干轴线一致，防止摆动和扭转。轻轻将伤员水平放在硬木板上。搬运中严禁随便强行搬动头部。然后，可将衣裤装上沙土固定住伤员的颈部及躯干部，以防止在向医院转运中发生摆动造成的再次损伤。

（4）有休克表现者要使下肢抬高 30°左右，促使血液回流。

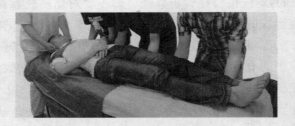

注意事项

（1）脊柱伤伴有昏迷者较难识别，因为不能诉说疼痛及肢体感觉功能丧失。根据伤情检查有头颈部挫伤，挫裂伤及脊柱部位的较重外伤，均应该怀疑脊柱伤，按脊柱伤处理。

（2）对疑有脊柱伤者，急救处理要非常小心，只要存在呼吸和脉搏，最好不要搬动,由急救人员处理。

（3）在灾害事故中,如伤员本人通过自我感觉意识到可能发生了脊柱脊髓损伤,不要惊慌失措,胡乱挣扎只会导致损伤加重。镇静地发出求救信号等待救援人员的到来是获救的唯一途径。救援者到达后,要明确告诉他们你的伤势,对于救助者不正确的搬动方法,要坚决拒绝,等待医务人员及搬运设备到场后再行处置。

（4）因为脊柱脊髓损伤的病人对温度的感知和调节能力差,所以冬季要注意保暖,用热水袋时要用厚布包好,防止烫伤皮肤。夏季要注意降温,冰袋也应包好后使用。

胸部外伤

胸部外伤可分为开放性和闭合性两种:开放性大多由刀切割伤、刺伤或火器伤造成,可伤及气管、肺、心、大血管、食管等,也可由肋骨骨折的断端刺破胸壁和皮肤;闭合伤大多由钝器打击或受重物挤压伤及坠落伤造成,引起肋骨骨折、胸骨骨折、软组织及皮肤损伤,胸部皮肤可被烧、烫伤。

主要表现

受伤部位有压痛,呼吸、咳嗽时疼痛明显或加重。出现呼吸困难、口唇青紫,呼吸次数增加,每分钟多于 20 次,呼吸时费力。有气胸时有胸闷、气急、烦躁等症状,张力性气胸时呈现活瓣样漏气,伤侧胸膜腔压力不断增高,病人表现为极度的呼吸困难。气胸时病人伤侧胸部饱满,呼吸运动比健侧减少。可有咳血症状,严重时出现休克症状,如脉搏细速,脸色苍白,肢体湿冷,头晕乏力,呼吸急促等,抢救不及时可致死亡。

紧急处理

（1）无休克时置伤员于坐位,有休克时置伤员于半卧位,下肢抬高;备有氧气时,最好给予吸氧;有外出血时,用加压包扎止血。

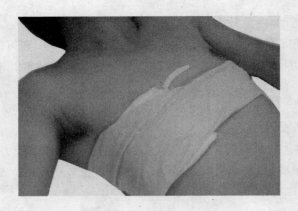

（2）胸壁开放伤时迅速用敷料覆盖封闭伤口，外再用三角巾胸部包扎；疑有骨折时，固定胸部肋骨，减少上半身、上肢活动以减少继发损伤。

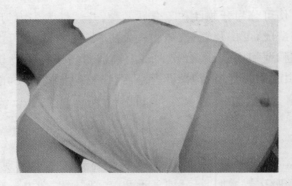

（3）胸部烧伤按一般烧伤急救处理。

注意事项

（1）胸腔内有心肺及大血管，外伤时大多较重，所以要尽早拨打120呼救，在等待时进行自救。

（2）当胸部有异物刺入时，不能现场拔出，应用柔软的布料或纸巾包扎异物，使其不能再移动，防止继发损伤。

（3）开放时大多有气胸，敷料要大于伤口，为了增加密封性，敷料外最好加一层塑料纸（可用塑料袋），外面的三角巾要包扎得紧密些。

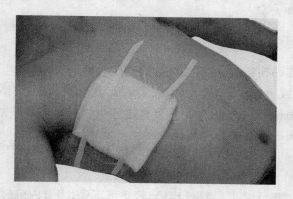

（4）有多根肋骨多处骨折时，能引起胸壁软化，肋骨骨折引起部分胸壁游离，即所谓的"梿枷胸"，在吸气时，软化的胸壁不向外扩张反而下陷，呼气时软化的胸壁反而向外膨出，梿枷胸的结果常引起胸膜或肺的损伤，造成气胸、血气胸、纵隔摆动等，急救时可在胸部置一棉垫，再用绷带加压包扎固定。

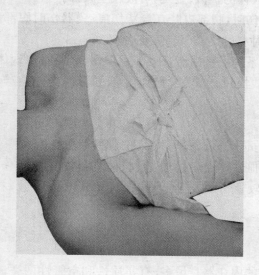

腹部外伤

与胸部外伤相似,可分为开放性和闭合性两种:开放性大多是刀切割伤、刺伤或火器伤,当致伤物穿透腹膜为穿透伤,大多伴有一个或多个脏器的损伤;闭合伤大多是钝器打击或重物挤压伤及坠落伤,严重时有肝脾及充盈膀胱破裂损伤。

主要表现

(1) 腹痛,大多是持续性疼痛,轻重可不等,当有内脏破裂时内容物对腹膜有强烈的刺激,可引起剧烈的腹痛。

(2) 恶心或呕吐,一般为内容物,含有血液时为胃有损伤,有肠梗阻、肠麻痹时不但含有胆汁,还可有小肠内容物,带有粪臭味。

(3) 检查时腹部有压痛或肌紧张,损伤早期压痛和肌紧张限于伤部,随着腹内液体的扩散、蔓延,可波及全腹部。

(4) 钝器伤时,腹部皮肤有青紫伤痕;锐器伤时腹部皮肤有裂口并出血,火器伤时有进口或出口两处伤口。

(5) 泌尿系统器官损伤时腰部有叩痛,严重时出现休克症状,如脉搏细速,呼吸浅快,脸色苍白,肢体湿冷、头晕乏力、烦躁等。

紧急处理

(1) 置伤员于卧位,双下肢屈曲,使腹肌放松。

(2) 有出血性休克症状时进行抗休克急救,有开放伤出血时应加压包扎止血;受较重外伤时要尽早拨打 120 电话呼救,在等待时进行自救。

注意事项

(1) 腹部的内在器官最多,有实质性和空管性两类,在受强力钝性伤时,实质性脏器如脾、肝、肾容易破裂,引起内出血,若裂口较小,出血

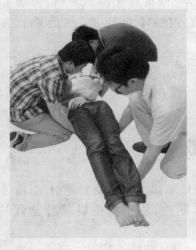
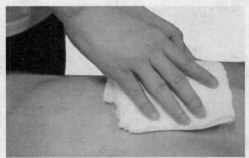

可以较慢,当时不一定能表现,所以腹部外伤就要考虑到有内脏破裂的可能,有休克症状时尤其要注意。

（2）当腹部有异物刺入时,不能现场拔出,包扎时要固定异物,使其不能再移动,防止搬动时继发损伤。

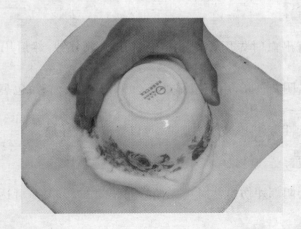

（3）开放性腹部损伤时,内脏可以露出腹壁皮肤外,最多见的是小

肠,急救时不能把露出的内脏回纳腹腔,应该覆盖无菌湿敷料,外面再覆盖足够大的碗盆之类保护露出的内脏不受压迫,然后进行包扎。

(4)腹部损伤时要检查尿液,若有血尿,要考虑泌尿系统损伤的可能。

会阴部外伤

大多因高处坠落、骑跨于硬物上、踢打、车祸以及性暴力等引起,造成会阴裂伤出血,外阴血肿、尿道损伤、阴道、阴茎损伤以及骨盆骨折等。

主要表现

伤员下腹部、外阴部剧烈疼痛,常有恐惧感;损伤处出血较多,常伴有血尿;男性阴茎可能折断;女性外阴可能出现皮下血肿,局部呈紫红色或紫黑色。

紧急处理

(1)有出血时先用无菌纱布局部压迫数分钟,然后用加压包扎止血。

(2)若阴茎折断,用无菌湿纱布(可用餐巾纸代替)包裹折断的阴茎,与伤员一起送医院。

(3)女性有外阴、皮下血肿时,可以局部冷敷止痛。

注意事项

(1)会阴部外伤出血时用无菌纱布压迫伤部,大多可达到止血的目的。

(2)要安慰伤员,使其消除恐惧。

(3)在急救因性暴力引起的外阴损伤时没有大出血不必检查,不要冲洗也不要让伤员排尿,尽快送伤员去医院检查以供刑事鉴定。

（4）会阴部外伤可同时伴有骨盆骨折,病人应避免活动,尽快去医院就诊。必要时骨盆包扎固定后转运至医院。

肩和上肢外伤

肩和上肢的开放性软组织伤或骨折、关节脱位,大多由刀割、刺入、火器的子弹或弹片、车祸、坠落等造成,闭合性伤大多由钝器打击、受重物挤压或跌倒等引起。

主要表现

锁骨骨折时,锁骨部有明显的肿胀、畸形和压痛,伤侧上肢活动时疼痛,伤员头部向患侧偏斜。肩胛骨骨折时,肩胛骨部皮肤常有明显伤痕,局部肿胀和压痛,伤侧上肢活动时疼痛。肩关节脱位时,伤侧肩部严重疼痛及肩关节活动时更剧烈,病人常以一手扶住患肢前臂,以减轻疼痛,患侧手部不能摸到对侧的肩膀。肘关节脱位时,伤侧肘关节严重疼痛及关节活动时更剧烈,局部明显肿胀,在肘关节的后上方可摸到畸形突出,伤肢缩短。肱骨干、桡骨干、尺骨干和手指骨骨折时呈现典型的长骨骨折的特点,局部疼痛、肿胀、功能限制或丧失、出现异常活动,有畸形与移位等。桡骨远端骨折时,腕部肿胀、疼痛、压痛、活动受限,骨折远端向手背侧移位,形成典型的银叉畸形。

紧急处理

（1）软组织损伤、烧烫伤,若损伤不重不必去医院治疗,开放性伤、出血严重者现场急救后要去医院诊疗。

（2）疑有骨折时首先要检查血液循环和神经功能,检查桡动脉的脉搏是否正常,手部的感觉和活动是否正常。若有明显异常,要考虑合并血管或神经损伤,处理时要更注意不能再加重损伤,然后再做检查和受伤局部处理。

（3）锁骨、肱骨干、桡骨干、尺骨干、桡骨远端、指骨等处的骨折，以及肘关节脱位时，固定方法见本书基本操作篇。肩关节脱位固定时因上肢的特殊位置在伤侧胸前可垫枕头再悬吊伤肢。

（4）如有肢体离断，离断的肢体用灭菌的急救包或干净的布包好，随同伤员一起运送至医院，以供再植。如需远距离运送，可将断肢用无菌或干净敷料包好，放入塑料袋中，外周加冰块保存。注意勿使冰块与断肢直接接触。

注意事项

（1）若伤员出现休克症状要首先或同时进行抗休克处理。

（2）骨折固定的主要目的是防止骨折端刺伤正常组织发生继发损伤，所以不要用力纠正畸形，原则上应该固定在已经形成的位置上，例如肘关节损伤时，有关节在直的位置或弯曲的位置，不要用力复位，可固定在手腕后的位置；锁骨骨折在小孩较常见，小孩有时不能确切说清楚疼痛部位，需要仔细检查。锁骨下有大血管和大神经，固定操作时不能使骨折端向下移位；肱骨骨干中、下段骨折时，容易损伤紧贴的神经和血管，表现为伤侧肢体手腕下垂不能上提，脉搏减弱。

（3）骨折固定前在纵轴方向要做温和牵拉。当肘部外伤时，容易损伤紧贴的肱动脉和正中神经，若发现伤侧手发冷、苍白、脉搏微弱，则血管和神经的损伤可能性极大。若15分钟以内能到达医院，现场处理后尽快去医院；若在15分钟内不能到达医院，要在上臂纵轴方向做温和牵拉。

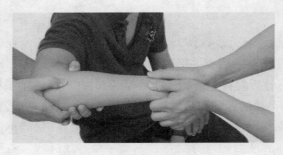

骨盆和下肢外伤

原因和上肢外伤基本相同，但下肢有发达的肌肉，下肢也比较粗壮，所以要有更大的外力才能引起损伤。

主要表现

因为臀部肌肉发达，所以骨盆骨折时很少能看出畸形，也很少为开放性。臀部软组织损伤，局部可有肿胀、疼痛，如有骨折，骨折处有明显疼痛，卧位时可减轻，而坐立位或移动患肢时加重。用两手向中线挤压两侧髂骨时可引起剧烈疼痛为最具特征性的体征。股骨颈骨折时，髋部疼痛，髋关节活动受限、髋部畸形和压痛，患侧呈外旋和缩短为其特征性的体征。股关节脱位时，局部有剧烈疼痛，大腿根部外侧明显畸形，可触到脱出的股骨头，局部有压痛，患肢大多固定在内收伴屈曲及缩短位，若要活动，肢体疼痛加重。股骨干、胫骨干、腓骨干、脚跟骨和脚趾骨骨折时呈现典型骨折的特点，局部疼痛、压痛、肿胀、功能限制或丧失，出现异常活动，有畸形与移位等。髌骨骨折时，膝部有明显肿胀和剧痛，横断骨折时，在骨折分离部可摸到一横沟。

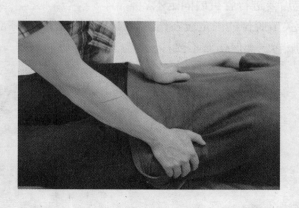

紧急处理

（1）开放伤出血严重者现场急救出血包扎、固定后要去医院诊疗；有休克症状者要进行抗休克处理。

（2）疑有骨折时首先要检查血液循环和神经功能，检查足背动脉的脉搏是否正常，足部的感觉和活动是否正常，若有明显异常，要考虑合并血管或神经损伤，处理时要注意不能加重损伤。

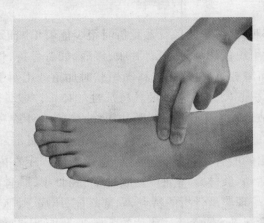

（3）股骨颈骨折、股骨干、胫骨干、腓骨干、脚跟骨、脚趾骨骨折在进行简单固定后要进行骨折内固定术。

（4）骨关节脱位的固定应在伤员特征性的体位上，在膝部弯曲处垫一枕头、衣服卷之类使伤肢不要移动。

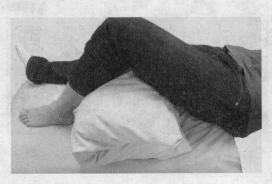

（5）臀部、大腿、小腿软组织损伤，局部肿胀、疼痛明显，要尽量避免活动，局部冷敷。

注意事项

（1）骨盆骨折时，大多是闭合伤，合并血管损伤时，血液积存在盆腔内不易被发现，所以要特别注意是否有出血性休克存在。还可以合并有膀胱损伤，所以要检查尿常规。

（2）股骨颈骨折在老年人较多见，有15％～20％的伤员为外展型，骨折多无明显移位，有时病人疼痛并不明显，骨折发生后自己还能慢慢行走，或诉说膝部疼痛，易引起误诊，要仔细检查。80％～85％的伤员为内收型，骨折移位和畸形明显，而且容易损伤坐骨神经，固定时要温和牵引，易发生不连接或股骨头坏死等后遗症。下1/3股骨干骨折时，上骨折端由于内收肌群的作用为内收，下骨折端由于腓肠肌的牵拉而向后旋转，可以损伤局部血管和神经，固定时要温和牵引。

（3）胫骨干骨折、膝部损伤，若检查足背脉搏和感觉、脚趾活动无异常，固定在受伤时的体位；若出现脉搏明显减弱、肢体苍白、感觉减退、脚趾活动异常，固定时要向长轴方向牵引。

（4）膝关节脱位时容易损伤动脉，易引起肢端供血障碍，可用枕头固定。

（5）臀部、大腿、小腿软组织损伤，如局部肿胀、疼痛明显，或肿胀范围很快扩大、变硬、疼痛越来越加重，应马上去医院就诊，以免血肿压迫造成肌肉坏死。

（郎宇璜　席晨辉　出晓军）

中　　毒

煤气中毒

煤气中毒即一氧化碳中毒。一氧化碳是一种无色无味的气体,不易察觉。血液中血红蛋白与一氧化碳的结合能力比与氧的结合能力要强200多倍,而且,血红蛋白与氧的分离速度却很慢。所以,人一旦吸入一氧化碳,氧便失去了与血红蛋白结合的机会,使组织细胞无法从血液中获得足够的氧气,致使呼吸困难。

家庭中煤气中毒主要指一氧化碳中毒、液化石油气、管道煤气、天然气中毒,前者多见于冬天用煤炉取暖,门窗紧闭,排烟不良时,后者常见于液化灶具漏泄或煤气管道漏泄等,还有冬季在车库内发动汽车或开动车内空调后在车内睡眠等情况,都有可能引起煤气中毒。

主要表现

根据中毒症状分为3种类型:轻度中毒、中度中毒、重度中毒。

轻度中毒:表现为头晕、头痛、恶心、呕吐、全身无力。

中度中毒:皮肤黏膜呈"樱桃红色",上述轻度中毒的症状加重,出现兴奋、判断力减低、运动失调、幻觉、视力减退、意识模糊或浅昏迷。

重度中毒:出现抽搐、深昏迷、低血压、心律失常和呼吸衰竭。

家庭急救

(1)在有可能发生煤气中毒的环境中,感到头晕、头痛,应想到煤气中毒的可能,要立即打开门窗通风,并尽快离开中毒空间,病人要安静休息,不能运动,避免加重心肺负担及增加氧的消耗。

(2)在封闭的室内或车中有人昏倒,必须打开门窗通风,有时需砸碎门窗玻璃进入室内救助他人。

(3)首先判断病人是否有意识,接着大声呼叫并拍打病人肩部,已昏迷的病人必须尽快抬出中毒环境,将其放平在地上,头转向一侧。如有自主呼吸,充分给予氧气吸入。

(4)及早向附近的人求助或打120急救电话呼救。

(5)呼吸心跳停止的病人,需立即进行人工呼吸和心脏按压。

预防

(1)检查煤气有无漏泄,安装是否合理,燃气灶具有无故障,使用方法是否正确等。

(2)尽量不使用煤炉取暖,如果使用,必须遵守煤炉取暖规则,确保煤气管道畅通,室内通风,切勿马虎。

(3)热水器应与浴池分室而建,并经常检查煤气与热水器连接管线的完好;

(4)如入室后感到有煤气味,应迅速打开门窗,并检查有无煤气漏泄或有煤炉在室内,切勿点火,也不要开灯或打手机。

(5)一定要使用煤气专用橡胶软管,不能用尼龙、乙烯管或破旧管子,每半年检查一次管道通路。

(6)建议在可能产生一氧化碳气体的地方安装一氧化碳气体报警器,当空气中一氧化碳气体超标时,可以声光报警,提醒人们及早采取避险措施。

急性酒精中毒

过量饮酒后引起以神经精神症状为主的急症,称为酒精中毒,急性中毒主要是过量饮酒所导致,急性酒精中毒者发病前往往有明确的饮酒过程,呼气和呕吐物有酒精的气味。

主要表现

中毒表现与饮酒量及个体耐受性有关,临床上为 3 期,包括:兴奋期、共济失调期、昏迷期。

(1) 兴奋期:主要表现为眼睛发红(即结膜充血)、脸色潮红或苍白、轻微眩晕、语言增多、逞强好胜、口若悬河、夸夸其谈、举止轻浮,有的表现粗鲁无礼、感情用事、打人毁物、喜怒无常。绝大多数人在此期都自认没有醉,继续举杯,不知节制,有的则安然入睡。

(2) 共济失调期:表现为肌肉运动不协调,如行动笨拙、步态不稳、言语含糊不清、视物模糊、恶心、呕吐等。

(3) 昏迷期:脸色苍白、皮肤湿冷、口唇微紫、心跳加快、呼吸缓慢而有鼾声、瞳孔散大。严重者昏迷、抽搐、大小便失禁,甚至因呼吸衰竭而死亡。少数出现高热、休克、颅内压增高、低血糖、肺炎等症状。

特别需注意的是,空腹饮酒常在饮后不久就出现头晕、心慌、出冷汗、恶心呕吐、脉搏细速,常被人误认为酒醉,其实主要是血糖骤降所致。所以,出现上述症状时应立即给糖开水口服,同时要保暖和卧床,重者应送医院。

家庭急救

(1) 对轻度中毒者,首先要制止醉酒者再继续饮酒,喝些果汁、绿豆汤,水果中梨子、西瓜、橘子之类的水果可用来解酒。民间有以醋解酒法,将醋稀释服下,但用量不宜过多。

(2) 对于兴奋躁动者适当约束,共济失调者限制活动,以免摔伤或撞伤,也可以用刺激咽喉的办法引起呕吐反射,将酒等胃内容物尽快呕吐出来(对于已出现昏睡者不宜用此方法)。然后要安排醉酒者卧床休息,注意保暖,注意避免呕吐物阻塞呼吸道,观察呼吸和脉搏的情况。

(3) 如果卧床休息后,还有脉搏加快、呼吸减慢、皮肤湿冷、烦躁的现象,则应马上送医院救治。

食物中毒

因进食含有毒素的食物所致，以腹痛、呕泻等为主要表现的中毒类疾病。

主要表现

食物中毒者常会剧烈呕吐、腹泻，同时伴有中上腹部疼痛，因上吐下泻可出现脱水症状，如口干、眼窝下陷、皮肤弹性消失、肢体冰凉、脉搏细弱、血压降低等，最后可致休克。化学性食物中毒发病快、潜伏期较短，多在数分钟至数小时，中毒程度严重，病程比细菌性毒素中毒长，发病率和死亡率较高，特别是吃河豚者，食后2～3小时便会引起舌头或手足麻木，早些催吐，效果较好，并急送医院抢救，如耽误4小时以上便会导致呼吸麻痹而死亡。毒蘑菇中毒除了胃肠道症状外，还可见痉挛、流口水、出现幻觉、手发抖等症状，急救时先催吐，然后再送医院。

家庭急救

（1）给病人补充水分，有条件的可输入生理盐水，症状轻者让其卧床休息。如果仅有胃部不适，多饮温开水或稀释的盐水，然后手伸进咽部催吐；如果发觉中毒者有休克症状（如手足发凉、面色发青、血压下降等），应立即平卧，双下肢尽量抬高并速请医生进行治疗。

（2）催吐：如食物吃下的时间在1～2小时内，可采取催吐的方法。立即取食盐20克，加开水200毫升，冷却后一次喝下。如不吐，可多喝几次，迅速促进呕吐；亦可用鲜生姜100克捣碎取汁，用200毫升温水冲服；如果吃下去的是变质的荤食，则可服用十滴水来促进迅速呕吐；还可用筷子、手指或木片等刺激咽喉，引发呕吐。

（3）导泻：如果食物吃下的时间超过2小时，病人精神尚好，则可服用些泻药，促使中毒食物尽快排出体外。一般用大黄30克，一次煎服；老年病人可选用元明粉20克，用开水冲服即可缓泻；老年体质较好者，也可采用番泻叶 15 克，一次煎服，或用开水冲服，亦能达到导泻的目的。

（4）解毒：如果是吃了变质的鱼、虾、蟹等引起的食物中毒，可取食醋 100 毫升，加水 200 毫升，稀释后一次服下，若是误食了变质的饮料或防腐剂，最好的急救方法是用鲜牛奶或其他含蛋白质的饮料灌服。

（5）如果经上述急救，病人的症状未见好转，或中毒较重者，应尽快送医院治疗。在治疗过程中，要给病人以良好的护理，尽量使其安静，避免精神紧张，注意休息，防止受凉，同时补充足量的淡盐开水。

（6）在处理化学性食物中毒时应突出一个"快"字，及时处理不但对挽救病人生命十分重要，同时对控制事态发展，特别对群体中毒和一时尚未明确的化学毒物更为重要。

预防

控制食物中毒的关键在于预防，搞好饮食卫生，防止"病从口入"。

化学中毒

用药剂量超过极量而引起的中毒。误服或服药过量及药物滥用均可引起药物中毒。常见的致中毒药物有西药、中药和农药。

主要表现

药物中毒的临床表现多种多样，依据服用药物的不同而不同。

（1）轻度中毒者主要表现为头痛、头晕、恶心、呕吐，中枢神经系统出现兴奋或抑制，容易出现幻想、失去时间和空间感觉。

（2）重度中毒者可出现昏迷、呼吸抑制、惊厥、牙关紧闭、角弓反张、瞳孔缩小如针尖大小和呼吸困难甚至呼吸停止，心律失常、心跳缓慢甚至心跳停止。

（3）慢性中毒者的症状主要有食欲不振、便秘、消瘦、衰老和性功能减退等。

家庭急救

（1）误服大剂量药物后，应立即饮用大量冷开水或清水，然后用手指或筷子适度地刺激咽喉、舌根部催吐，通过催吐可迅速消除和减轻误服药物在胃内的存留和危害。

（2）如果误服了外用药如碘酒、碘甘油等药物，应及时喝米汤、米糊、稀粥等催吐排药。

（3）若不慎误服了腐蚀和毒性很强的硫酸、盐酸、硝酸、氢氧化钠、氢氧化钾、石炭酸、来苏儿等药物时，应立即采取简易自救措施。方法是：取3～4个鸡蛋（或鸭蛋）的蛋清调水一碗后迅速口服，也可喝牛奶、豆浆、米汤等流质食物保护食管及胃黏膜。

（4）如是碱性药物中毒，可饮用食醋加水中和。

（5）发现病人已昏迷，同时发现周围有装药的空瓶就要怀疑是否药物中毒。保留呕吐物标本、药瓶、剩余药物等，以便查明中毒原因。观察病人的意识、脉搏和呼吸，如发现呼吸心跳骤停，立即施行心肺复苏。如病人仍有呼吸脉搏，将其置于仰卧位，保持呼吸道通畅，注意清理呼吸道异物。意识不清的病人要尽快送到医院洗胃，送往医院途中要加强监护，防止呼吸心脏骤停。

预防

现药物品种多，毒副反应发生率高，危害性大，鉴别诊断难度大，因此预防药物中毒更加重要，首先要了解药性和用法，严格管理核对药品。应按医嘱合理用药，遇有不良反应应立即停药就医。

（谢　娟）